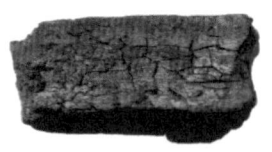

空花의 숨결 _상

국선도 밝돌법의
골수와 종지에 대한 연구

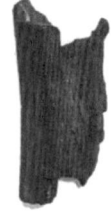
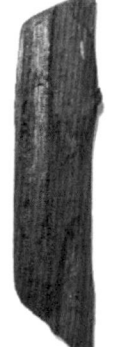
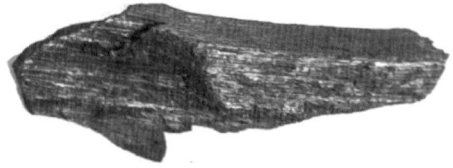

공화의 숨결

국선도 밝돌법의 골수와 종지에 대한 연구

상

공화의 숨결

프롤로그 13

이 책의 방향성과 관점 23

제1장 숨

숨의 의미 35
1/ 사람은 숨을 언제부터 쉬는가? 65
2/ 사람은 어떻게 숨을 쉴 수 있는가? 71
3/ 지구는 감옥인가 천당 극락인가? 77
4/ 숨이 변하면 왜 육체도 변하는가? 83
5/ 인간 삶 속의 숨쉬기의 변화 과정 89
6/ 국선도 밝돌법의 밝음을 받는 법 93
7/ 돌단자리 숨쉬기와 기초 지도법 103
8/ 숨쉬기 승단 방법과 지도자 명칭 141

9/ 오정의 길과 선도주의 승단 원리 및   151
　　숨쉬기 단계와의 법리적 관계

10/ 숨과 경락의 관계   191

11/ 국선도 밝돌법의 기화법   223

12/ 변화와 변고   239

13/ 단전호흡   249

14/ 흡지호지호흡   279

15/ 조식호흡   287

16/ 자연호흡   293

17/ 화기호흡   301

18/ 대기승출입호흡   305

19/ 합기호흡   313

20/ 조화호흡   317

21/ 기공호흡   319

22/ 삼청・무진・진공단법의 수련   325

23/ 국선도 37단계의 원리와 법칙   329

24/ 삼극과 소통하는 사람의 몸, 마음, 정신   419
　　그리고 수련세계

제2장 학습

1/ 수련이란 13

2/ 수련의 목적과 목표 19

3/ 배움이란 25

4/ 가르침과 가리킴의 차이 31

5/ 단법의 원리 39

6/ 단법의 지도 방법 47

7/ 단법의 배움 자세 51

8/ 숨쉬기 공부란 55

9/ 숨쉬는 방법 익히기 59

10/ 공진묘유법리-심과 신의 벼리인 조식 숨쉬기 63

11/ 숨쉬기 방법 지도하기 75

12/ 단법의 숨쉬기 지도 방법과 배움 자세 93

13/ 정각도 원기단전행공법리의 의미와 수련의 자세 99

14/ 정각도와 통기법 단계의 지도 방법과 배움 자세   119

15/ 정역과 국선도 밝돌법에 대한 연구   129

16/ 삼극의 법칙과 원리   157

17/ 우주와 인간의 생존, 성장 원리와 숨쉬기의 관계   171

18/ 공간, 시간 차원의 살핌과 밝돌법 수행의 사회 계몽과 정도   207

제3장 청산선사의 골수

청산선사의 골수   221

1/ 돌단자리 숨쉬기   241

2/ 단전행공법   251

3/ 영혼이합법   257

4/ 피부호흡   265

5/ 도인의 삶이란   271

하

제4장 청산선사의 종지

청산선사의 종지	13
1/ 대효지심	19
2/ 진심, 선심	23
3/ 법을 펼치고 내려놓다.	27
4/ 바람이 없다.	35
5/ 밝돌법은 사라지지 않는다.	39

제5장 법통과 법수의 의미

법통과 법수의 의미	43
1/ 법통이란	53
2/ 법수란	57
3/ 법통을 지키는 최고의 방법	63
4/ 법수를 받아내는 최고의 방안	71
5/ 법통과 법수의 잘못된 활용과 올바른 활용	79

에필로그

에필로그	85
1/ 청산선사 하산의 의미	91
2/ 산중 수도인의 하산과 재입산의 의미	109
3/ 법맥과 3대에 걸친 배움과 체득 그리고 하산	115
4/ 스승의 하산 지시와 숙명적 인연	121
5/ 천지 개벽설과 후천 개벽설	131
6/ 청산선사의 단전호흡 보급의 의미와 신체적 변화 그리고 변고	151
7/ 숨쉬기를 익혀 체득하면 나타나는 자신과 가정, 사회, 지구촌 변화의 과정	157
8/ 종교 신앙적 입장과 자신을 수양하는 수련 입장에서의 숨쉬기 배움	161
9/ 동방 정신문화의 중추인 숨쉬기	167
10/ 인류 정신문화의 꽃과 열매	173
11/ 단리에 의한 단학의 수련 원리, 그리고 국선도 밝돌법과의 관계	183
12/ 청산선사는 국선도 밝돌법을 왜 도학 공부라 하셨나?	199
13/ 마무리 글	215

프롤로그

청산 사부님께서 재입산하기 전인
1983년 겨울이었습니다.
74년도에 출판하셨던 국선도 교재에서
인쇄 과정에서 앞뒤가 바뀐 부분이나
착오로 잘못 나왔던 부분들을 하나하나
바로잡는 작업을 하신 적이 있었습니다.

이 과정은 사실 오류를 잡는 과정이라기보다
오히려 국선도의 본법과 별법의 원리와
이치를 밝히는 과정이 되었는데, 몇 달 동안
밤잠 없이 원고 작업을 하시며 하루 한 시
틈도 주지 않으셨던 긴 여정이었습니다.

제게는 출판의 전 과정을 처음으로 경험하는
계기가 되기도 했습니다.

사부님께서는 매일 밤늦은 시각에 작은 책상
앞에 앉아 원고를 쓰기 시작해서는 날밤을
새우고 아침까지 작업을 하셨는데,
하루는 아침을 넘겨 점심때까지 한치의
미동도 없이 글을 쓰시다가 흐트러진 원고와
자료를 정돈하기 시작하시길래 나도 옆에서
거들자 "정리하고 인쇄소나 같이 다녀오자."고
말씀하셨습니다.

그러다가 흩어진 원고 사이에서
하얀 창호지 조각(겹겹이 쌓여 두터운 오래된)을
꺼내시더니 제게 건네주셨습니다.

조각난 창호지에는 무엇인가가 붓글씨로
적혀 있었습니다.

읽어보라 하시는 거구나 하는 느낌에
잠시 멈춰 그 안에 적힌 글을 읽었습니다.

내 이제 몇 송이 공화를 꺾어

그림자 없는 꽃병에 꽂아 보내니

보는가 그대여 공화들의 미소를

제발 바라노니 매일 아침마다

화롯불에 떨어진 눈송이를 모아

번갯불에 태워서 그 꽃들에다 주기를

작은 붓으로 쓴 글씨였는데 워낙 하얀 종이에
검은색으로 도드라지게 쓰인 글이라
눈에 잘 띄기도 했고 무언가 의미심장하게
느껴져서 읽은 후에 바로 사부님께
다시 돌려드리니,
"가지고 있어." 하셨습니다.

예전부터 사부님께서는 항상 원고를
건네주시면 정말 딱 한 번 빠르게 읽을 시간만
주시고는 바로 가지고 가셨기 때문에
그날도 습관적으로 글을 읽고 바로
돌려드렸던 건데, 이 글은 가지고 있으라
하시니 의아했습니다.

그런데 그 이후 국선도 교재가 나왔을 때
아무리 살펴보아도 그 글은 책 어디에서도
찾아볼 수가 없었습니다.

원고 작업 하실 때 주신 글이라
당연히 그 글이 책 어딘가에 들어가나 보다
했던 것이 제 착각이었던 것입니다.

저는 아직도 창호지 그대로 그 글을 소중히
보관하고 있습니다.

그리고 긴 시간이 흐른 후에
겨우 깨달았습니다.
'아, 이건 내게 주어진 숙제로구나!'
그러고는 틈틈이 그 화두를 붙들고
씨름하기 시작했습니다.

결국 저는 한참 시간이 흐른 후, 맞는지
틀리는지도 모른 채 나름 그 화두를 풀어내어
정리했고, 정리된 방향대로 앞으로 달리기
시작했습니다.

사부님 재입산 직후 당시 본원의 환경으로
말할 것 같으면, 돌풍이 사방에서 불어대기
시작하다가 돌풍이 곧바로 다시 태풍으로
변하던 시기였습니다.

깊이 고심할 여유도, 좌고우면할 시간도 없이
거친 바람은 제 등을 떠밀고 있었습니다.

사회의 미숙아 같았던 저로서는
정말 감당키 어려웠지만,
이리저리 도움받으며 겨우 버티고 견뎠습니다.

세월이 흐르면서, 머리가 되고 싶은 분들은
한 분도 빠짐없이 자기 욕심의 방향대로
자기만의 둥지를 만들어 각자 갈 길을
가기 시작했습니다.

뿌린 대로 거두게 되어 있고,
심은 대로 나게 되어 있고,
시작하면 거두는 이치와 원리가 있기에
세월이 지나 돌이켜보면 이는 자연스러운
현상이고 거쳐야 할 과정이었다고 생각합니다.

그렇게 국선도 밝돌법은 현재 여러 분파로
나누어진 채 세상에 드러나 있습니다.

밝은 미래에는 올바른 도법의 향기가
보다 좋은 모습으로 풍겨 나오기를
기대해 봅니다.

이 책은 국선도 밝돌법의 골수骨髓가 무엇인지,
청산 사부께서는 어떤 종지宗旨로
도법을 전수하고 보급하셨는지,
오래전부터 혼자 궁금해했던 것들에
자문자답하며 길을 찾아왔던
저의 체험적 행로의 결과를
글로 표현한 것이라 할 수 있습니다.

모든 사물에는 그 뿌리와 핵심이 있고
핵심으로부터 형성된 어떤 구조가 있어
사물의 형태를 구성합니다.

그래서 사물을 간파하려면 먼저 핵심을
간파해야 하고, 핵심을 간파하면
그 구조가 보이기 시작합니다.

청산 사부님 재입산 직후,
잠시의 여유도 없이 돌풍이 휘몰아칠 때
그 어려움을 헤쳐 나갈 길을 찾고자
거대한 쓰레기 더미에서 작은 옥구슬 찾듯,
달리는 말 위에서 잠을 청하듯 하면서

정리해 온 법리들을
이제는 한가롭게 과거를 회상하며
글과 말로 풀어낼 수 있어
마음은 한결 가볍습니다.

1979년 출가 입문한 지 45년이 되어
이제 환갑이 되었지만,
절실한 마음에 다시 16세 초심으로
돌아가 있습니다.

초심으로 돌아가 과거의 흔적들을
철저히 분석하고 검토하여 그 진의를
올바로 밝히는 역할 또한 제게 있어서는
중요한 임무라 생각했습니다.
그리하여 그 마음을 글로 옮깁니다.

이 책을 정독하다 보면
국선도 밝돌법의 핵심이자 요결이 정돈되어,
밝돌법의 근본이 어떤 구조와 형태로
이루어졌는지 통찰하는 데 있어
도움이 될 수 있을 것이라 사료됩니다.

그런 후 하늘과 인연 닿는 기연을 얻으면
문이 열리리라 생각합니다.

물론 부정과 막힘을 가지고 접근하면
열릴 수도 없을뿐더러 간을 본다 한들
제맛을 알 수도 없는 길입니다.

만에 하나 진실을 탐구하고 열정이 넘쳐
바름을 찾아가는 길목에 계신 분이라면
국선도 밝돌법에 관한 한 도움이 되고
지표가 될 수 있으리라 소망하며
씨앗 뿌리듯 글을 뿌려 봅니다.

〈변방의 속삭임〉, 〈인체주의〉, 〈공화의 숨결〉
이 3권의 책을 정독하고 난 후
청산 사부님의 오묘한 법리가 담긴
국선도 교재를 탐독하면 깊은 바닷속 고래를
만날 수도 있으리라 생각합니다.

공사다망한 일상에서 다소 부족한 지식과
경험으로라도 능히 국선의 길을 갈 수 있고

올바른 밝음을 받을 수 있으리라는
태산 같은 믿음이 있습니다.

국선도 밝돌법 수련에 참여하고 계신 분이나,
지켜보고 계신 분이나, 사회인 누구라도
인연 닿아 밝음의 소식을 받을 수 있기를
기원합니다.

이 책의 방향성과 관점

제게 있어서는 45년의 삶 전부를
한민족 동이족의 정통 도법이자
전통 수련법인 국선도 밝돌법의
전수와 보급에 임했다 할 수 있고,
지금도 이에 동참하고 있습니다.

수련도 하고, 수련 지도도 해보고, 사회 보급을
위한 행정업무도 하며 국선도의 전반적인
일에 다양하게 참여해 왔습니다.

부족하고 모자란 흠 많은 사람이지만
고도古道 국선도 밝돌법을 중흥 창시하신

청산선사와의 기연으로 인해 사부님과 함께
생활하며 보고 듣고 배우며 수행할 수 있었던
행운이 있었습니다.

청산선사께서 무운 도인, 청운 도인으로부터
고도古道를 어떻게 배우고 익혔는지,
배우는 자세, 배우고 익히는 방법,
도법을 가르치고 가리키는 방법,
수천 년 전의 옛 도법을 현대 인류에게
어떤 방법으로 전수, 보급하셨는지에 대해
참으로 궁금한 것이 많았기에,
긴 세월 탐구하고 연구하는 마음을
게을리하지 않았습니다.

궁금증의 시작은 의심이었지만
점차 의문으로 전환되었고
그 의문들을 하나하나 풀어나가는 과정은
제게 있어 매우 중요한 공부의 과정이
되었습니다.

사부님과 함께하며 지녔던 도법에 대한
모든 의문을 올바르게 해석하고,
정확하게 해독하고 정리 정돈 하고자 하는
지난한 열정은 오랫동안 지속되었습니다.

그런데 이런 과정에서 풀리지 않는 문제가
하나 있었습니다. 산중에서 도시로 돌아와서
현대인들이 수련하는 모습을 보면서
그 고민은 오히려 깊어졌습니다.

그 고민이란 바로 '이렇게 좋은 수련법을,
누구나 다 할 수 있는 것인데 사람들은
왜 안 할까? 이렇게 쉽게 펼쳐져 있는
수련법을 왜 못한다고 하는 것일까?'
하는 것이었습니다.

제가 청산 사부님의 가르침을 나름대로
이해하고 실행하기 시작한 것은 사부님께서
재입산하신 후라 볼 수 있습니다.
사부님을 모시고 있을 때보다 입산하신 후의
깨달음이 오히려 더 많았다고 봅니다.

사부님께서 평상시 하셨던 말씀들의 의미를
나이가 들고 세상 경륜이 쌓이니, 이제야
다시 새겨 알아차리게 된 것이라 봅니다.

저는 이 고민이 풀려야 보다 많은 사람이
수련을 바르게 체득할 수 있겠다고
생각했습니다.

그러기 위해서는 산중에서 배우고 익히는
학습법이나 교수법이 사회 현대인들을 위한
학습법과 교수법으로 적극 전환되어야 한다고
생각했습니다. 그렇게 바뀌어야 옛 도법이
현대인의 삶과 제대로 연결될 수 있다고
본 것입니다.

현대 사회인들이 옛 도에 스스로 들어오고
합류하기를 기다리는 것이 아니라,
어렵고 힘들다고 생각하는 도법을 현대인들이
더욱 쉽게 이해할 수 있도록 교수법을
발전시키고 일상에서도 학습할 수 있는
학습법을 만들어야 한다고 생각한 것입니다.

청산선사는 사회의 보편 교육 과정을
제대로 경험하지 못하셨습니다.
하지만 스승으로부터 밝돌법 수련을
직접 가르침 받아 생활 속에서 스스로
체득하고 체지하는 과정에서 자연스럽게
주관적 자아 관찰 능력이 객관적 자아 관찰
능력으로 변하며 성장하셨다고 봅니다.

그래서 하산 초기에 쓰신 책들을 보면
주관적이 아닌 매우 객관적 입장에서,
사회인들이 바라보는 시점과 입장에서도
이해될 수 있게끔 쓰신 것을 알아볼 수가
있습니다. 한마디로, 3인칭 관찰자 시점에서
글을 쓰신 것입니다.

어린 나이서부터 온갖 고초를 이겨내고
신비로운 체험도 하며 수행하는 과정 자체가
스스로를 객관화하는 3인칭 입장의
삶이었다는 것이고, 그 생활이 습관에서
본성으로 발달한 상태였다고 볼 수 있습니다.

그래서 자연스럽게 본인이 체험한 내용을
매우 객관화된 시점에서 쓸 수 있었던
것입니다.

그렇기 때문에 신비한 체험의 내용일지라도
사실 그대로를 있는 그대로 기술하실 수
있었다고 봅니다.

그래서 사부님의 교재는 하나의 자서전이자,
직접 지도하는 것과 같은 생생한 느낌을 주는
살아있는 교재가 될 수 있었던 것입니다.

사부님께서 직접 보고 듣고 배운 전 과정의
요결을 너무나 자세히, 마치 영화를 보여주듯
객관화하여 서술하고 있기 때문입니다.

이 책은 국선도 밝돌법의 학습법과
교수법에 대한 연구의 출발에서 시작하여
국선도 밝돌법의 골수骨髓가 무엇인지,
청산 사부님의 종지宗旨가 무엇인지,

긴 세월 수련의 체득과 연구를 통해
정리, 요약한 것들을 함께하는 동료 선후배와
토론하며 정돈한 첫 자료라 할 수 있습니다.

이 내용이 향후 더욱 연구되고 발전되기를
바라는 간절함을 가지고 글을 정리해
보았습니다.

청산선사 제자로서의 입장에서 글을 쓴 것이
아니라, 처음부터 국선도 밝돌법을 배우는
학인學人의 입장에서 현대의 일반인으로
나를 객관화하여 그간 배우고 익혀온
체험의 논고가 될 수 있도록 노력하였습니다.

제자의 시점으로는 아무리 객관화하려 해도
팔이 안으로 굽을 수밖에 없고 주관적 향기가
베어 나올 것이기 때문이었습니다.

그래서 아예 글에 임하는 내 마음 자세부터
단순한 마음, 순수한 학인의 입장을
유지하려고 했습니다.

그래야 팩트를 가지고 정돈할 수 있고
그래야 후대에 더 바르고 진실한 공부로
발전할 수 있는 거름이 될 것이라 확신했기
때문입니다.

그것이 나 자신을 위한 것이고
사부님을 위한 것이라고 생각했습니다.

문이지지聞而知之(들은 제자에게 묻고 배움)가 아닌
견이지지見而知之(스승에게 직접 보고 배움) 제자로서
밝혀야 할 의무와 풀어내야 할 책임이 있다는
신념으로 이 글을 시작하는 것입니다.

청산선사의 골수와 종지를 이해하기 위해
처음에는 사부님의 가르침을 복사, 복제하려는
자세와 마음으로 학습하는 세월을 보내다가
이는 잘못 가는 길이라는 사부님의 말씀에
나만의 색, 자신만의 멋과 맛이 소생해야
한다는 것, 스승에게 의존하지 않고
내 의지로 각자의 삶의 판에서
각자의 춤을 추어야 한다는 것을 알아차리며

국선도 밝돌법 도법의 깊이를
한층 더 이해하게 되었습니다.

이제 세월이 많이 흘러 선배 동료보다
후배와 후진이 더 많은 상황이 되었습니다.
이에 또 다른 고민 아닌 고민을 하게 됩니다.

일반 회원이 공부하고 숙지해야 할 내용과
지도자가 수행에 목적을 두고 알아야 할
내용을 어떻게 구분하는가 하는 것이었고,
전 결국 사부님의 선례를 따르기로 했습니다.

신도가 보는 성경, 불경이나
목사나 스님이 보는 성경, 불경에 구분 없듯이,
도법의 연구와 체험 내용은 누구에게나
공유되어, 갈 수 있는 사람은 갈 수 있도록
하는 것이 맞는 길이라 생각하게 되었습니다.

회원, 지도자 구분 없이 올바로 가는 방향을
정석대로 제시함으로써 누구나 마음이 있으면
갈 수 있도록 하는 것이 맞다고 판단했습니다.

나름대로 많은 내용이 여기저기 흩어져
있지만 밀알을 줍는 심정이 되면
눈에 확연히 드러날 것으로 생각합니다.

이 책은 초심자를 위한 책이기도 하지만
수련하다 중단한 분이 다시 시작하려는 책,
이미 오랜 시간 수련하고 있지만 깊이를
더하고 싶은 분을 위한 책입니다.
분명한 것은, 길 없는 길과 같은 수련의 길을
가는 데 있어 지도와 같은 안내서 역할을
할 것이라는 것입니다.

여러분께서 수련과 인연 닿는 행운이 있다면
올바로 이해하고, 올바로 행보하는 정도正道의
길을 갈 수 있도록 간절히 바라는 마음에서
남은 심력을 끌어올려 글과 말을 전합니다.

감사합니다.

제1장

숨

국선도 밝돌법의 숨쉬기

숨의 의미

숨의 의미를 탐구하기 위해서는
먼저 숨에 대한 이해가 있어야 합니다.

숨에는 들숨과 날숨이 있습니다.
들숨은 코로 들어가는 숨이고
날숨은 코로 나오는 숨입니다.

들어가는 숨은 주로 산소를 흡수하기 위함이고
나오는 숨은 주로 이산화탄소 배출을 위한
숨입니다.

산소를 더욱 많이 마시려면 가슴 속 폐를 넓히는
숨쉬기보다 배를 내밀어 횡격막을 내림으로써

가슴 속 공간을 더 크게 만들면 됩니다.
그래야 더 많은 양의 공기가 들어올 수 있게
됩니다. 그래서 심호흡하라고 하는 것입니다.
심호흡이란 아랫배 깊숙이 내린다고 생각하며
쉬는 숨을 얘기합니다.

해가 뜨고 지는 것이나 달이 뜨고 지는 것도
모두 들숨 날숨이라 할 수 있고
바다의 밀물 썰물도 들숨 날숨입니다.
대지의 산들도 숨골이 있어 숨을 쉽니다.
살아있는 모든 것은 숨을 쉬게 되어 있습니다.
모두 들숨 날숨을 하고 있습니다.

동서고금을 막론하고 잘 베풀면 복이 오고
덕이 쌓인다는 말이 있습니다.
나의 이득이 중요하다고 내 것으로 만드는
것에만 욕심을 내면 삶의 길이 막히게 됩니다.

산소가 중요하니 들숨만 중요하다 하고
마냥 마시기만 할 수 없는 것처럼
숨도 잘 나가야 잘 들어오게 되어 있습니다.

산소의 질량은 산소에 의해 결정되는 것이
아니라 배출되는 탄소에 의해 그 포화도가
결정됩니다.

삶의 날숨이란 잘 베풀고 선덕을 쌓으면
나와 우리가 더욱 잘 성장하는 원리와
같은 것입니다.

숨의 원리는 삶과 직결되어 있습니다.
다를 수가 없고 틀릴 수가 없습니다.
숨은 곧 삶이자 생명이기 때문입니다.

들숨과 날숨을 하나로 합하여 숨이라 합니다.
들숨은 음(陰,홀)이요, 날숨은 양(陽,올)입니다.
음양의 법칙은 만물 창조와 생생지도生生之道의
근본 원리이자 생존 법칙입니다.

따라서 숨은 단순 호흡의 범주를 넘어섭니다.
숨에는 음양의 원리와 묘리가 내포되어
심오한 법칙이 존재합니다.

숨은 산소를 마시고 탄소를 배출하는 의미
뿐만 아니라, 삶의 질량을 포함하여
목숨까지도 다루는 의미의 범주를 지닙니다.

우주 에너지에는 산소나 이산화탄소도 있지만
그 외에도 알지도 보지도 못한 입자들이
무수히 존재합니다.

우리 몸에는 몸의 구조에 맞는 입자를 가진
알맞은 에너지만 들어오게 되어 있습니다.
그것이 공기 중에 존재하는 우리가 아는
여러 종류의 원소이고 그중의 하나가
산소입니다.

하지만 더 작은 우주의 알갱이는 공기 중의
산소가 코로만 들어오듯 하지 않습니다.
유형의 틀이 없고 무형의 법칙만 있습니다.

아주 미세하기 때문에 어디든 통과하고,
존재 자체가 길이고 머무는 곳입니다.
이 미세 입자는 우주를 꽉 채우고 있습니다.

이를 우주 에너지라 통칭합니다.
우주 에너지는 우리 몸이 비워지면
자연히 스며들고 받아들여집니다.

산소와 유사한 입자는 산소처럼 코로,
더 작은 입자는 우리 몸의 숨구멍인
피부로 바로 들어옵니다.

숨구멍으로 들어오는 입자들은
우리의 마음이 곧 열쇠이자 통로입니다.

마음에 의해 통제되고 절제되고
길이 막히기도, 열리기도 합니다.
마음이 열리고 가라앉아 있으면
입자는 절로 들어옵니다.
빈 곳 없이 우주 공간을 꽉 채우는 것이
이 입자들이기 때문입니다.

따라서 절로 들어오게 되어 있습니다.
단지 코를 막으면 숨을 쉴 수 없듯이
마음을 닫으면 절대 들어올 수가 없습니다.

하나님께 귀의하던, 부처님께 귀의하던,
자연에 귀의하던, 자신의 욕심을 내려놓고
모든 것을 다 맡기면 절로 여러 종류의 입자로
구성된 우주 에너지가 들어와
어제와 다른 나를 만들어 냅니다.
이는 스스로 느낄 수 있습니다.

이는 신비 현상이 아니라 그저 코로 숨을 쉬듯
자신의 마음을 스스로 어떻게 쓰는가에 따라
다른 입자들도 들어오고 나가고 할 수 있게
되는 것입니다.

그렇기에 예로부터 인류의 많은 현인이
착하고 바르게 사는 방법을 제안한 것입니다.
우주 에너지와 접속하기 위한 방법이
그 지역의 문화에 맞게 다양한 방법과
시대의 언어로 제시되었던 것입니다.

우리 신체에서 중요한 기능을 하는 부위들은
무언가로부터 보호를 받아 탄생합니다.

뇌는 전체가 머리뼈로 감싸안아져 있고,
심장과 폐는 갈비뼈로 감싸안아져 있습니다.

우리가 흔히 '심폐기능'이라 하여
심장과 폐를 함께 언급하곤 합니다.
폐 운동만으로는 폐가 일시적으로 커지며
기능이 좋아질 수 있으나,
좋은 기능이 지속되기는 어렵습니다.

심장과 폐는 서로 완벽하게 연결되어 있기에
상통하지 않으면 안 되게끔 그 구조가
이루어져 있기 때문입니다.

심장은 우리 몸의 주인이 머무는
마음자리입니다. 이를 얼의 자리라 하고,
하늘이 내려앉았다 하여 신神이라고도 합니다.
신神이 머물고 얼이 머무는 자리입니다.

얼이 가라앉아야 모든 일이 술술 잘 풀리는
원리는 자연의 리듬을 타서 움직이기
때문입니다.

얼이 차분히 앉아 있으면 우주 소립자들은
절로 우리 몸에 들어차게 됩니다.

'신명 난다'의 신명神明은 '얼이 밝아져 있다.'는
얘기입니다. 그리하여 신명 난 사람은
당할 수가 없다고 하는 것입니다.

심장을 조절하고 안착시킬 수 있는 것은
우리 마음입니다. 마음을 잘 쓰면
심장에 얼이 신명 나게 안착할 수 있습니다.

얼이 잘 안착하면 할수록
폐의 기능은 절로 순조로워지고
안정적으로 산소를 흡수하게 됩니다.

산소량을 늘리고 폐 기능을 키우기 위해
단순한 폐활량 운동만으로는 한계가 있습니다.
얼을 가라앉혀야 비로소 폐 기능이 활성화해
포화도가 높은 질의 산소를 흡수하게 되어
있습니다.

이런 이유로 둘이지만 하나의 역할을 하고,
하나인 듯하지만 두 가지 역할을 하는 것이
심장과 폐입니다.

산소를 마시고 이산화탄소를 토하는
코와 폐의 들숨 날숨으로 육체를 유지하고,
정신과 마음이 하나 되어 생명체를 이루는
이를 사람이라 하는 것입니다.

사람의 정신과 마음은 보이지 않지만
엄연히 존재하는 기관이나 다름없습니다.

정신과 마음을 성장하게 하는 우주 에너지의
동력은 마음과 정신을 어떻게 쓰고
활용하느냐에 따라 달라집니다.

육체 굴신의 부드러움으로 폐활량에 차이가
나는 것처럼, 육체의 코나 폐와 관계없이
어디든 이동할 수 있는 우주 에너지는
마음을 어떻게 쓰고 어떤 정신 활동을
하는가에 따라, 마음과 정신이 준비돼 있으면

언제든지 이동하여 항상 빈 곳을 채워놓는
것이 우주의 원리입니다.

마음과 정신을 바르게 사용하고
바르게 활동하기 위해서는
들숨 날숨을 잘 활용하여
마음도 정신도 원하는 방향대로
할 수 있는 것입니다.

즉, 숨이 유일한 매개체이자 조율자입니다.

동서고금을 망라하여 숨을 잘 활용한 자는
원하는 것, 원하는 곳에 닿아
만사를 풀어낼 수 있었습니다.

숨은 형이상학 세계 공부의 시작이자
마지막을 완수하는 끝 공부이기도 합니다.

이 원리를 이용하여 사람의 마음 의식을
아래에 집중하면 집중한 만큼
기운은 모이게 되어 있습니다.

기운이 모이면 머리의 정신으로 올라가
정신이 성장합니다.

정신이 차면 아래의 심장으로 내려와
얼의 신을 밝게 한 후 다시 아랫배로 모입니다.
이것이 곧 수승화강水昇火降의 원리입니다.

마음과 정신을 다루는 습관을 본성이 되도록
반복하면 어느새 정충精充하고 기장氣張하여
신명神明의 경지에 가 있게 됨을 스스로
체득하게 됩니다.

이는 숨쉬기를 통하면
누구나 할 수 있고 누구에게나 효력이 있어,
실제로 참 맛을 볼 수 있습니다.

이것이 우리가 실행해야 하는,
과학적으로 생명을 살리는
우리 생명체의 공학 메커니즘이라
할 수 있습니다.

한마디로, 사람들 각각의 삶을 관통하는
가장 핵심이자 생사의 여탈권을 가진 것이
숨입니다.

사람이 태어나서 숨을 쉬면 '산다.'고 합니다.
숨을 거두면 '죽었다.'고 합니다.

숨이 힘차면 매사 박진감 넘치는 삶이 됩니다.
숨이 벅차면 소극적이고 나약한 삶을
살게 됩니다. 이것이 숨입니다.

사람은 어머니 배에서 잉태된 후,
출생과 동시에 숨을 쉬기 시작합니다.
물론 태아 때도 숨을 쉽니다.

하지만 숨 쉰다는 것을
좀 더 넓고 깊은 의미로 볼 필요가 있습니다.

우주 안의 크고 작은 모든 것은 숨을 쉽니다.
우리 몸이 숨을 쉬고, 몸속 작은 세포들과
모든 장기가 숨 쉬는 것처럼

보이는 물질이나 안 보이는 비물질이나
눈에 보이든 보이지 않던
숨을 쉬지 않는 것은 없습니다.
숨을 쉬고 있기 때문에 움직임이 있어
대우주 안에 공존합니다.

사람들은 나와 같이 숨을 쉬고 있는 것만을
숨을 쉰다고 인식하고 결론지어 버립니다.
그렇게 동질성과 함께 이질성을 가지고
배척하기까지 합니다.

우리가 아직 모르는 수많은 생명체가 함께
존재하며 어우러져 살고 있는데도
이런 착각 속에 살고 있습니다.

숨을 쉬는 방법이나 숨을 쉬는 형태와 시스템,
그리고 무형의 원료인 원소, 분자 소립자들의
종류가 다를 뿐 숨을 쉬고 있는 것은 같습니다.

나무는 이산화탄소를, 인간은 산소를,
어떤 미생물은 산소가 없어야 살고 하는 등

각자 나름의 질서와 패턴을 가지고
규칙을 형성하며 살아가고 있습니다.

박테리아, 세균들의 종류만 봐도 얼마나
많은지, 모두 숨을 쉬는 방법도 다릅니다.

숨이라 하면 단순히 산소를 섭취하는 것으로
볼 수 있겠으나, 숨에는 목숨의 의미도,
들숨 날숨의 의미도, 삶의 철학적 의미도,
끊기지 않고 이어오고 이어간다는 의미도
있습니다.

매개체나 에너지의 종류가 다르더라도
모두 숨을 쉬고 있습니다.
숨은 넓은 의미로 소립자들의 이동이자
교류이는 활동입니다.

소립자의 에너지는 움직여야 살아갑니다.
살아있는 에너지는 활동하며 더욱 큰
에너지를 변화무쌍하게 만들어냅니다.

숨은 목숨에서 나왔습니다.
숨은 곧 생명선입니다.

숨은 연결되어 지속성이 있습니다.
부모의 숨을 내가 이어가고 있습니다.
숨이 끊어지면 사망이요, 단절입니다.

숨 안에 부모의 정신 바탕이 들어있고,
내 숨결을 추가하며 만들어갑니다.

육체 또한 마찬가지입니다.
나의 정신과 육체는 내가 살아가면서
더 업그레이드되어 다시 자식에게 전해집니다.

이것이 우리 목숨의 가장 중요한 법칙입니다.
원하건 아니건 이 법칙대로 가게 되어
있습니다.

사람은 폐와 심장이라는 형체가 있어
숨을 쉰다고 하나, 이미 그 이전에
세포 자체가 숨을 쉬고 있습니다.

살아있는 세포가 분열을 일으켜 성장합니다.
세포 이전의 소립자 역시 숨을 쉬고 있습니다.

소립자 이전에, 완전히 없는 무无 상태에서도
무无 덩어리 자체가 숨을 쉬고 있습니다.
만질 수도 없고 볼 수도 없는 이 상태를
무극无極의 상태라 합니다.

아무것도 없는 무극无極에서
무언가 만들어낼 수 있는 무극無極으로 변하면,
이때부터는 무극无極이 무극無極이 되어
구체적인 움직임이 생기게 되면서
태극太極으로 전환합니다.

무극無極의 상태에서 물질의 형태를 이루도록
교류, 교합, 이합집산하는 용틀임 과정을
무극에서 태극太極의 상태로 변화한 상태라
볼 수 있습니다.

태극太極의 상태를 지나 황극皇極의 상태에
접어들면 물질이 생겨나고,

그 속에 질서가 생겨나며 법칙이 생성됩니다.

이 법칙을 '조물주다, 유일한 창조주다,
대자연의 정신이다.' 하며 각 지역, 시대,
사람에 따라 맞는 이름들을 지어가며
살아왔던 것입니다.

모르면 종속되어 살아가니 눈뜬 봉사라 하고,
알고 활용하면 봉사여도 눈뜬 자보다 낫다고
하는 것입니다.

사람은 본래 하늘 사람입니다.
하늘과 닮은, 하늘처럼 맑고 밝은,
본체를 지닌 채 사는 사람이라는 의미입니다.
그래서 하늘처럼 공기와 함께 삽니다.

음식을 섭취해도 이를 액체화하고,
공기처럼 다시 기체화하는 과정을 거칩니다.
에너지로 만드는 과정이기도 한 것입니다.
본래의 하늘 기운으로 만들어내는 것입니다.

땅에서 나온 음식물은 인체에 필요한
영양분인데, 이 영양분이 인간 생명체에
유익한 에너지가 되려면 반죽 상태의
액체에서 다시 기체화 과정을 거친 후,
공기에서 들어온 산소와 결합하여
에너지가 되는 것입니다.
이는 생존을 영위케 합니다.

이렇게 우리 몸 안에서 하늘 기운과
땅에서 나는 물의 수水 기운과
땅에서 나는 먹거리(곡기)의 기운을 모아내서
천기天氣와 합일하는 공장이 소화기관입니다.

다시 말해 우리 몸속에 천기天氣와
지기地氣(곡기穀氣와 수기水氣)가 모여
천지인天地人 에너지로 합쳐진 후에
생명 에너지로 쓰인다는 것입니다.

그래서 천지인天地人 합일合一 에너지가
우리의 생명줄이자 목숨줄이기도 한 것입니다.

대우주의 선線인 이 줄이 모든 생명체와
연결된 모습이 바로 숨을 쉬는 모습입니다.

이 숨줄이 숨쉬기의 숨결이고
하늘 기운과 상통하는 기운의 줄인 것입니다.

인간은 누구나 이 숨줄을 가지고 태어나,
이를 유지 관리하며 살아가는데
관리를 잘못하면 숨줄인 숨결이 가늘어지고
끊어지고 희미해지는 것이 곧 질병과
사투하는 모습입니다.

숨쉬기 수련이란, 숨결을 만들어내고
숨통을 열어 숨길을 만들고
우주의 숨줄과 하나 되는 길을 만들어 나가는
일이기도 합니다.

인간 본연의 자연적 모습이기도 한 것이고
천지인 삼합의 길에 이 숨 쉬는 길을 빼고는
논할 수가 없는 것입니다.

숨을 이해하고, 숨을 알고,
숨의 범위와 원리를 깨치다 보면
우주 삼라만상 대자연의 법칙이 들어와서
대우주에 대한 우주관과
내 삶에 대한 인생관이 바로잡힙니다.

우주관이 잡히면 이 에너지가 우리 몸에
전기를 일으켜 내가 서 있는 위치와 장소를
포함한 무형적 위치를 느낄 수 있게 됩니다.

그런 후, 삶의 과거와 미래가 하나로
꿰뚫어지며 인생에 대한 관점이
바로 잡힙니다.

숨은 공간적 나, 시간적 나의 중심을
잡아나갈 수 있게 하는 중요한 매개체로,
문門이자 통로입니다.

모든 생명체의 첫 출발은
들숨 날숨으로 시작합니다.

생명이 태어나 성장하는 출발이던,
천지인 공부의 출발이던,
세상만사에 대한 배움과 체험의 출발이던,
모두 일흡一吸과 일호一呼에서 시작합니다.

들숨 날숨의 시작이나 끝이나 항상 평온하게
그 리듬의 평상심을 유지하면
지혜가 발동하여 만사의 어려움을 극복할 수
있게 됩니다.

들숨은 음陰이요, 날숨은 양陽입니다.
하루의 밤낮이 들숨 날숨이요,
밀물 썰물이 들숨 날숨이고
봄, 여름, 가을, 겨울이 들숨 날숨입니다.

천지도 대자연도 모두 들숨 날숨을 통하여
질서를 만들어내고 법칙을 생성하며
그 법칙을 지키며 살아갑니다.
이 법칙에 순응하면 순천자順天者라 하고
순응하지 못하면 역천자逆天者라 하는 것입니다.

숨의 의미

대성현들도 이 법칙에 순응하는 다양한
방법들을 설명하고 있습니다.
모두가 한곳을 가리키며 그렇게 살아야
한다고 얘기하고 있습니다.

대우주 안 어떤 천지인 공부도
그 원리와 뿌리를 탐구해 봐도
우리 몸의 작동 메커니즘에 의하면
기운은 뜨지 않고 가라앉게 되어 있습니다.

이런 사고와 원리를 가지고 생활하면
바르고 정직하고 선하고 진실되게
살아가게 됩니다. 만사에 원리와 뿌리를
추구하면 부당한 것은 스스로 행할 수 없게
됩니다.

육체의 기운 뿌리인 아랫단 기운은 항상
그 장소와 위치에서 제대로 역할하게 됩니다.

하지만 현대사회가 지식만을 요하고
치열한 경쟁만을 요구하는 사회이다 보니,

겉치레 공부, 대충하고 가볍게 체험하는
자세가 습관이 되고, 머리로만 해결하려 하고,
소위 잔머리만 쓰다 보면 기운 뿌리인
아랫단의 기운이 흩어지는 본성에 따라
사방으로 흩어집니다.

흩어지면 기운 뿌리가 굳건하지 못해
건성으로 붙어있는 것처럼 흔들려
제 역할을 못 하게 되므로 뿌리에서부터
들숨 날숨이 율려 운동하지 않으니
숨이 자꾸만 윗배, 가슴, 어깨 쪽으로
올라오게 됩니다.

올라가면 갈수록 심신의 합일과 조화는
분리되고 만병이 깃드는 빈틈이 생겨
사람은 점점 약해집니다.
기운은 없어지고 마음도 심약해지고
점차 늙고 병들어 죽어가는 생로병사 법칙의
레일에 올라타 버리게 됩니다.

심신이 합일하고 조화하면 생성사멸의
자연법칙이 적용되어 불로장생하는 길에
들어섭니다.

사람은 생물학적 입장에서 봤을 때
모태에서는 탯줄을 통해 난원공으로
숨을 쉬다가 엄마의 뱃속에서 나온 후에야
비로소 폐로 숨을 쉬기 시작합니다.

폐는 자체적으로 대기를 빨아들이거나
뱉어낼 수 있는 근육이나 기능이 없습니다.
그저 비어 있는 공간입니다.

더 많은 양의 공기를 효율적으로 흡수하기
위해 포도덩굴과 같은 모양의 공간을 이루고
있을 뿐입니다.

텅 빈 폐의 공간을 넓혀주는 것을 돕는 것은
심장과 폐를 감싸고 보호하는 양 갈비뼈들과
횡격막입니다. 이들의 수축 이완으로 공간이
만들어집니다.

지구촌 동물 대부분은 산소를 중심으로
생명을 이어갑니다.

그렇다고 산소를 받아들이는 방법을
태어나자마자 누가 가르쳐주거나 배워서 되는
것이 아닙니다. 지구 대기권에 태어나는 순간
절로 익히게 됩니다.

무형의 물질 아닌 물질이
모였다 흩어졌다, 짙어지며 덩어리졌다,
그러다가 완전 분해도 되는 과정에서
강하고 약하고 짙고 옅고 한 상태가 생기는데,
이것을 기압이라 합니다.

기압이 생기면 대기 공통으로 압력이 생기고,
지구 중력에 의해 짙은 쪽의 압력 기운은
옅은 쪽으로 이동합니다.

폐는 빈 채로 태어났으니, 기압이 낮습니다.
대기압보다 기압이 낮으므로 대기의 공기가
폐로 절로 들어가는 것입니다.

숨의 의미

이것이 들숨입니다.

들어간 들숨은 다시 몸속을 유주하며
전신 세포 각각에 산소를 공급한 후
다시 탄소를 내보냅니다.

즉 산소만 들숨 날숨 하는 것이 아니라
이산화탄소와 여러 원소도 같이
들숨 날숨 하는 것입니다.
이것이 들숨과 날숨의 배경입니다.

겉으로 보기에는 그저 들숨 날숨이지만
우주 삼라만상의 음양 법칙이 담긴
들숨(陰) 날숨(陽)을 통해
음양이 율려 운동을 하는 것입니다.

숨은 지속적이지 않으면 숨이 아닙니다.
숨은 대우주의 리듬에 맞추어 저절로
음양 율려 운동을 합니다.
이것이 우리의 숨이고 숨의 원리입니다.

대자연은 사리사욕 없는 공심公心, 공욕 公慾의
숨을 쉬며 율려 운동을 하지만
인간의 들숨 날숨은 사리사욕이 발동하면
그 조화가 흩어지고 리듬이 불규칙적으로
변해 신체와 정신에 타격을 줍니다. 이것이
병마의 시초이자 만병의 원인이 됩니다.

숨이란 언제부터 시작하는 것이 아니라
우리가 태어나기 전 이미 대우주 속에서
함께 숨을 쉬어 온 것이고, 다시 몸을 가진
형태인 나로 변해 숨을 쉬게 된 것입니다.

숨의 연결성만 보아도 우리는 우주와
함께해온 우주적 인간들이고 대자연과 함께
같은 시간의 질서에 동참하는 생명체인
것입니다.

숨이 곧 우주이고, 내가 곧 숨이기 때문에
우주와 합일해 있고, 이 합일을 깨닫는 것이
수도의 세계입니다.

그래서 수도자의 공부에 있어
처음이든 마지막이든 이 숨쉬기 공부는
필수 과정이자 핵심이었던 것입니다.

그리고 숨에는 쉼이 있어야
지속적으로 들숨 날숨이 가능합니다.
긴 인생의 삶에도 구간 구간 쉼터와 휴식이
필요합니다.

쉼은 숨을 이어 나가기 위한 쉼이지
단절하기 위한 것이 아닙니다.

숨을 이해하고 숨쉼을 공부한다는 것은
곧 삶을 바로 보고 대자연의 이치를 터득하여
올바른 삶을 살아가는 것입니다.

1/

사람은 숨을 언제부터 쉬는가?

사람은 탄생과 함께 숨을 쉬기 시작하고
숨이 끊어지며 죽음을 맞이합니다.
누구나 숨을 쉬고 있고 가르쳐 주지 않아도
저절로 쉬기 때문에 사람들 대부분 숨쉬기에
대한 관심이 깊지 않습니다.

다만 병이 생기고 몸과 마음이 피폐해지면
건강을 위해 숨을 어떻게 쉬어야 하는지
그제야 조금 관심을 둡니다.
하지만 숨을 몇 번 쉰 후에는 다시 내려놓고
등을 돌리고 맙니다.

약을 먹거나 수술하는 것과 비교했을 때
그 효과가 눈에 보이지 않기 때문입니다.

병은 대부분 오랜 세월 쌓여 온 잘못된 습관,
행동, 섭생에서 오는 만성적 지병이 많습니다.
이런 종류의 병에서 몸을 복원하고
치유하려면 당연히 그만큼 오랜 세월
지속적으로 잘못해 온 것을 다시 정상적으로
바로잡는 시간이 걸립니다.

숨쉬기 또한 눈에 보이지는 않지만 미세하게
변화를 주면 누적된 잘못을 근본적이고
정상적으로 만들 수 있는데, 이에는
절대적으로 시간이 필요합니다.

우리는 숨이 우리의 삶과 생활, 그리고 생명과
직결된 것을 너무 소홀히 하고 간과하여
온 것은 아닌지 생각해 봐야 합니다.

숨에 대한 올바른 이해가 있어야 숨쉬기에
대한 올바른 습관을 만들어낼 수가 있습니다.

팔다리 근육을 내 의지로 움직이는 것처럼
폐를 의지로 움직여 숨을 쉬게 할 수도 없고,
숨쉬기는 그렇게 작동하는 것이 아닙니다.

숨쉼은 대자연과 하나의 율동으로
상호 교류하면서 작동하는 원리이지,
사람이 자기 의지로 마음대로 할 수 있도록
되어 있지 않습니다.

이미 만물은 대자연과 하나처럼 태어난
생명체들이고, 사람도 그렇습니다.

숨쉬기의 원리를 들여다보려면
우리가 살고 있는 자연계를 관찰해야 합니다.

우리가 사는 지구에는 중력이 존재합니다.
중력은 우리가 살고 있는 생태계에
고기압이니 저기압이니 하는 기압의 형태로
날씨도 변화시키고, 우리 몸속 혈관 활동에도
관여합니다.

기압이 높은 곳에서 낮은 곳으로 흐르는
원리로 대기의 기압보다 폐의 기압을 낮게
함으로써 대기 중의 공기가 폐 속으로
유입되는 것입니다.

이때 폐는 비어 있기만 하면 됩니다.
폐로 들어간 공기는 다시 몸 곳곳에 흡수되어
필요한 산소를 전달하고 남은 찌꺼기인
이산화탄소를 받아 내보냅니다.
내보낼 적에는 반대로 기압을 대기압보다
높임으로써 절로 나가게 하는 것입니다.

이런 구조로 사람은 태어남과 동시에
들숨 날숨을 하게 되어 있습니다.
태어나자마자 숨을 쉬며 삶의 여정이
시작하는데 이 숨에 대한 연구와 관심은
지난 수천 년 과학 문명이 발달한 지금까지도
미흡한 실정입니다.

숨은 우리들 삶의 매 순간 함께하고 있는데
말입니다.

숨은 우리 스스로를 건강하게도,
병약하게도 만들어내는 근원적 생명력입니다.

숨은 나를 살려 내기도 하지만
나를 사지로 몰고 가기도 합니다.

숨은 나 자신과 혼연일체이고,
숨이 나를 떠나는 순간
나는 존재하지 않게 됩니다.

숨이 곧 나이므로,
나를 지탱하는 숨에 대한 연구와 탐구가
절대적으로 필요합니다.

연구하여 사람의 삶에 이롭게
잘 활용하여야 하는 것입니다.

2/

사람은 어떻게 숨을 쉴 수 있는가?

사람은 중력에 의한 기압의 작용 원리에 의해
공기를 들숨 날숨 합니다.
하지만 인체 안에도 숨이 잘 드나들도록 하는
기능이 있습니다. 그것이 바로 횡격막입니다.

횡격막이 내려가면 기압이 낮아지고,
횡격막이 올라가면 기압이 높아져
들숨 날숨을 하게 됩니다.

또한 갈비뼈 사이사이 호흡 신경들이
근육과 연결되어 근육이 수축 이완 하면서
폐가 수축 이완 한다고 봐야 합니다.

더 정확하게 말하자면,
폐가 아니라 갈비뼈와 횡격막이
늘어나고 줄어들고 하는 작용에 의해
폐의 기압이 높아지고 낮아지고 하면서
들숨 날숨이 되는 것입니다.

사람들은 이렇게 숨을 쉬기 시작하다가
성장하면서 점차 바르지 못한 생활로 인해
숨쉬기에 필요한 갈비뼈 사이 근육과 신경이
퇴화하고, 머리 중심 생활로 인해 생각에만
집중하니 횡격막이 상하운동 하는 숨쉬기에서
점차 흉곽이 움직이는 가슴 호흡의 숨쉬기를
하게 됩니다. 몸이란 이렇게 사용 안 하면
퇴화하는 원리가 작용합니다.

이렇게 긴 세월 누적된 습관으로
배로 호흡하던 것이 점점 가슴 호흡이 되고,
어깨가 들썩거리는 어깨 호흡으로 변할 때면
이는 이미 숨쉬기가 제대로 작동하지 않기
시작한 것이기에 심신에 여러 병마가 접근할
수밖에 없는 상태입니다.

이때부터는 삶이 병마와의 싸움으로 전환하고
힘든 여정이 시작되는 것이 대부분 사람의
삶입니다.

사람의 몸뚱어리는 하나지만
작은 세포 각각에 역할이 있고,
장기마다도 역할이 다 다르게 있습니다.

서로 다른 역할이 각각 숨을 쉬며 활동하기에
그 각각이 결합하여 하나의 몸을 이루는 것이
사람의 몸입니다.

작은 세포가 모여 각각의 장기와 골격이 되고
각 기관은 또다시 연결되어 큰 하나처럼
움직이는 것입니다.

하나이면서 개체적 활동을 하고 있고,
각각 분산되어 개체적 활동을 하지만
전체가 종합적으로 연결되어 하나처럼
활동하는 것이 우리 몸입니다.

이와 더불어 보이지 않는 정신의 작용과
심리의 작용이 일어나는 생명체인 것입니다.

보이는 몸과 안 보이는 정신·마음의 작용을
원활하게 하는 근원 동력은 숨쉬기에 있다는
것을 알아야 합니다.

한번의 들숨과 날숨을 통해 전신으로
산소와 기운이 유입되고 한번의 날숨으로
나쁜 이물질이 밖으로 나가게 됩니다.

한 번의 들숨 날숨에 숨이 더 잘 들어가게
하는 몸부림은 횡격막의 상하운동과
골반기저근의 상하운동으로 몸통 전체가
운동하는 것입니다.
여기에 모든 근육과 골격, 뇌를 둘러싼
머리뼈까지 숨쉬기에 맞게 함께 움직이며
활동합니다.

그래서 숨쉬기 공부와 수련은
매우 중요합니다.

지속성을 가지고 올바른 숨을 유지하도록
숨쉬기를 수련하는 습관은 단순히 근육을
기르는 운동이나 지식을 보태는 공부와는
비교할 수 없이 내 생명을 지키고 보존하는
중요한 시간임을 알아야 합니다.

걷는 법을 익히고 달리기를 배우듯이
숨쉬기도 올바르게, 전통과 정통성이 있는,
즉 경험과 검증이 충분히 되어있는 곳에서
배우는 것이 필요합니다.

배우면 내 생명의 활기를
내가 직접 만들 수 있는 것이
숨쉬기 공부입니다.

3/

지구는 감옥인가 천당 극락인가?

중력은 인간에게는 특수한 감옥입니다.
인간은 대기를 떠나서는 살 수가 없고,
대기 안에서 숨을 잘못 쉬면 병마와 싸우다
죽어갑니다.

지구는 분명히 우주 공간인 하늘에 떠 있는
집인데(天堂), 사람들에게는 왜 여기가
지옥도 되고 천당도 되는 곳이라 느낄까요?

근본으로 돌아가 삶의 주체인 나 자신부터
돌아봐야 합니다.

물고기는 물을 벗어나면 지옥입니다.
물속에서 만족해서 살아가면 천당 같은
생활을 할 수가 있습니다.

인간도 공기를 잘 활용해 살아가면
지금 여기가 천당이 될 수 있습니다.
하지만 공기를 잘못 활용하면
지옥이 되어 버리고 맙니다.

우리가 속해 있는 이 우주의 질서 법칙은
물고기가 사는 물과 다름없습니다.
이 법칙을 무시하면 힘들어질 수밖에
없습니다.

순천의 삶이란 자연법칙에 순리적으로
동화하여 사는 삶입니다.
반대로 법칙을 벗어나고 이탈하려는 행위를
역천의 삶이라고 합니다.

사람들은 저마다 살아가는 방법이 독특하지만,
근본적으로 마음속에 묘한 심리가 있습니다.

무한 광대한 대자연과 쏙 빼닮았기에 마음이
큽니다. 그래서 작은 것에 만족하지 못해
항상 좋은 것, 큰 것, 더 좋은 것을 지향합니다.

한마디로 만족滿足을 몰라서 불필요한 욕심을
가지고 살아갑니다. 욕심은 욕심을 낳아서
무리하고 확장하려는 큰 욕심으로
우리 몸과 마음은 병마에 시달리게 됩니다.

마음의 욕심은 마음 수양과 마음공부를 통해
대욕지심大慾之心으로 승화시켜 대우주처럼
키우는 것이 바른 욕심으로 성장하는 것인데,
심리적 욕심을 물질적 욕심으로 변화시켜
욕심을 내다보니 자연과 닮은 심신은
자연스럽게 부조화가 생기고,
부조화는 병마를 불러들입니다.
사회 또한 모순을 자아내며 성장하게 됩니다.

정신과 마음의 병마는 몸으로 확산하고
몸의 병마는 정신과 마음으로 번져갑니다.

이것이 그대로 사회에 투영되어 인류가
공동으로 그런 사회를 만들어 내고 있습니다.

건강하고 즐겁고 행복한 삶을 살면 천당이다
극락이다 합니다. 하지만 마음이 늘 불안하고,
병마에 시달리고, 생활이 힘들면 여기가
지옥이다 합니다. 주변 환경이 어렵고
힘들어도 지옥 같다 합니다.

지옥과 천당은 따로 있는 것이 아닐 것입니다.
마음이 안정되고 편안하면 거기가 천당이요,
극락에 있는 것처럼 살게 됩니다.

천당과 지옥은 나 하기 나름입니다.
숨을 잘 쉬면서 항상 순천의 삶을 살면
나의 몸이나 내가 처한 환경이나
나를 중심으로 무형, 유형적으로 질서가
잡힙니다.

하지만 욕심내어 무리하다 보면
숨도 거칠어지고 병마가 침투하여

지옥 같은 생활로 접어들게 됩니다.
내가 어떻게 하는가에 따라 지옥도 되고
천당도 될 수 있다는 얘기입니다.

우리는 이미 지구의 대기권과 중력이라는
보이지 않는 철창 안에 살아가고 있습니다.
우리는 중력의 감옥에서 탈출할 수는
없습니다. 오히려 이 중력을 잘 쓰고 이롭게
활용하는 삶으로 전환해야 합니다.

사람의 불평, 불만은 기氣 에너지의
잘못된 운용에서 그 원인을 찾을 수 있습니다.
기운이 발끝까지 충만한 상태를 만족滿足이라
하듯이, 공기 중의 산소와 소립자 에너지를
잘 활용하면 불평, 부당, 불만은 사라지고
공평 정대한 만족만이 있게 됩니다.

중력의 활용은 숨쉬기가 기본이자 전부입니다.
숨쉬기 공부로 기압과 중력을 잘 활용하여
보다 나은, 질 높은 삶을 살아갈 수가 있는
것입니다.

숨쉬기 공부를 통해 내가 사는 이곳을
천당 같은 곳으로도 지옥 같은 곳으로도
만들어낼 수 있는 것이 곧 숨쉬기인 것입니다.

숨쉬기 공부는 쉬워서 누구나 쉽게 할 수
있지만, 아무나 다 숨의 원리나 이치를
체득하지는 못합니다.

왜냐하면 숨쉬기에는 부지런히, 꾸준히,
지극 정성을 다하는 자세가 병행되어야
하기 때문입니다.

진실한 정성이 동반되어야 한다는 것입니다.
세상만사 가볍게 생각하고 대충 하면
아무것도 이룰 수가 없습니다.

4/

숨이 변하면 왜 육체도 변하는가?

우리 몸은 보이는 육체가
보이지 않는 정신, 마음과 하나 되어
살아 움직이는 생명체입니다.

보이는 것과 안 보이는 것을 연결하여
하나 되게 만들어가는 것은 곧 숨쉬기입니다.
숨을 어떻게 쉬느냐에 따라 몸이, 마음이,
정신이 달라집니다.

반대로 생각해 봅시다.
우리가 살아가며 마음이 답답하거나

무언가에 쫓겨 불안하고 초조할 때 숨 역시
거칠어지고 불규칙적으로 되고 힘들어집니다.
무언가를 골똘히 연구하는 과학자나
철학자들도 생각이 안 풀릴 때는
숨이 거칠고 불규칙적입니다.

마찬가지로 100m 단거리를 빨리 뛰거나
긴 마라톤을 하여도 숨이 거칠어집니다.

우리는 이럴 때마다 누가 시키지 않아도
숨을 고르며 숨쉬기를 안정시킵니다.
이것이 우리 본능입니다.

숨을 안정시킨다는 것은 무엇을 말할까요?
우리 몸에는 항상 안정감과 편안함, 항상성을
유지하려는 본성이 있습니다.

이는 우주와 닮은 꼴이라 그렇습니다.
우주가 변덕이 심하면 사람이 살 수 없듯이
안정감을 찾아야 우리 몸속에 사는 수많은
세포도 세균도 안정을 찾게 되는 것입니다.

숨쉬기로 이를 조절하고 조율하는 것입니다.
심리적 불안감이나 정신적 흔들림이나
육체적 어려움 모두 숨쉬기를 통해
안정을 찾아가는 것이 우리 몸이자,
나 자신의 생명체입니다.

같은 원리로 심신心身에 병마가 생기기도 하고,
발달하기도 합니다.
몸의 조화가 깨지면 마음과 정신에도
영향을 미쳐 덩달아 부조화가 심화하고,
몸의 조화가 원활해지면 마음과 정신에도
동시에 그 영향이 전달되어
건강하고 강인해지는 것입니다.

심신은 분리된 것이지만 동질의 것이고
동체나 다름없습니다. 공생이나 기생과는
다릅니다.

각각의 역할이 분명하게 존재하며,
그 역할을 완수하며 함께 하나처럼
활동하고 있습니다.

분리하거나 분산시키거나
떼어낼 수 없는 것입니다.

분리는 곧 사망이고,
나 자신이 소멸하는 것입니다.
그래서 몸을 더욱 발달시키고자 하거나
병마가 있다면 이 원리를 잘 활용하여
병마에서 빠져나와야 합니다.

지옥과 같은 삶을 살아갈 이유가 없습니다.
하지만 누가 막거나 가둬 놓은 것이 아닙니다.
스스로 선택하여 눈물 흘리는 것입니다.
그 선택의 방향을 바꾸면 됩니다.

거칠고 불규칙하게 쉬던 숨을,
규칙적이고 안정적으로 쉬기 시작하고,
어항 물 흔들어 뿌옇게 된 마음을
가만히 차분하게 있다 보면
자연히 가라앉아 선명하고 투명하고
맑은 마음으로 변합니다.

정신 메커니즘도 혼란에서 단순함으로 변화해
안정과 편안함을 찾게 됩니다.
매우 쉬운 것입니다.

이 단순하고 쉬운 것을, 숨쉬기를 활용 못 하고
평생에 잠깐의 기회로 인연 닿아 한번 해 보는
사람만이 겨우 있을 뿐입니다.

누구나 밥 먹듯이 할 수 있고,
자유롭게 터득해야 하는 것이
숨쉬기 공부인데 말입니다.

숨쉬기 공부는 '육체와 마음과 정신이
하나이자 셋이고, 셋이자 하나이다.'라는
원리에 접근하고 이해하면 쉬워집니다.

우리는 자동차를 운전하며 다닙니다.
핸들, 브레이크, 엑셀은 분명 셋이지만
하나가 되어야 자동차가 움직이는데
탈이 없습니다.

같은 원리가 적용된 것이
우리 인간 생명체라는 것을 알아야 합니다.

우리가 왼발, 오른발 번갈아 움직여 걷듯이
왼발은 몸이요, 오른발은 마음, 정신입니다.

이를 기본으로 인간 생명체를
더욱 고차원적으로 발달시키는 것 또한
숨쉬기를 통해 할 수 있다는 것입니다.

역사를 보면 지금까지 많은 사람이
숨쉬기를 통해 한계를 넘어선 사례들이
무수히 많다는 것을 알 수 있습니다.

5/

인간 삶 속의 숨쉬기의 변화 과정

사람은 어린아이의 몸으로 태어납니다.
이 어린아이의 몸이 성장하면서 점차 어른의
몸으로 바뀌어 갑니다. 입는 것, 먹는 것 모두
어린아이 때와 다르게 변화합니다.

숨쉬기도 마찬가지로 뱃속에서 숨 쉴 때는
어머니 탯줄과 난원공을 통해 숨을 쉽니다.
세상 밖으로 나오면서 폐호흡을 시작합니다.
어린 아이들은 뱃속에 있었을 때의 습관처럼
안정되고 깊은 숨을 쉽니다. 한 번의 숨으로
몸 전체 모세혈관까지 산소를 공급하면서
숨을 쉽니다.

하지만 성장하면서 숨이 점차 변하며
모세혈관에 산소가 부족해 막히고 폐쇄됩니다.
소멸이 아니라 막히는 것입니다.
이는 곧 언제든 회생시킬 수 있다는 것을
의미합니다.

사람은 태어날 때부터 가지고 있던
본능적 숨쉬기를 하다가 점점 다른 습관을
들임으로써 숨 쉬는 방법이 점차 변해갑니다.
문명이 발달하며 변한 가정과 사회 환경에서
그 원인을 찾을 수 있습니다.

산속 짐승은 천 년 전이나 백 년 전이나
지금도 병마에 시달림 없이 제명에 살다가
죽습니다. 하지만 인간이 키우는 애완동물은
인간과 마찬가지로 병마에 시달리다
죽는 경우들을 흔히 볼 수 있습니다.

그만큼 생활 방식이 자연적이지 못하고
인공적이고 불규칙적이고 혼잡해졌다는 것을
의미합니다.

어항 속 물고기는 물이 없어지면 살 수가
없습니다. 인간 역시 지구촌의 물을 스스로
없애거나 스스로 물 없는 곳을 찾아가며
살고자 애쓰는 물고기와 같습니다.

현대 인류는 섭생에서부터 생활까지
하나의 기준으로 살고 있는데
그건 바로 돈이라는 기준입니다.
돈이 있어야 섭생하고 돈이 있어야 살 수 있어
사람들 모두 돈 중심으로 살아가고 있습니다.

안타깝지만 현대인에게는 돈이 물이고
돈이 공기가 되어버렸습니다.
돈을 모으기 위해, 돈을 가지기 위해,
생활 방식, 성장 방식, 삶의 방식이 정해집니다.
아쉽지만 이것이 현실입니다.

이런 방식으로 살면 숨쉬기의 잘못된 습관이
본성으로 변해 아랫배 깊숙이 쉬던 숨이
점차 윗배와 가슴으로 올라와서
횡격막과 골반기저근의 퇴화를 촉진하며

장부, 신경, 혈관에 만병이 찾아옵니다.
숨을 점차 어깨로, 목으로 몰아쉬면서
숨이 더 이상 올라갈 데가 없기에
지옥처럼 고통받다가 삶을 마감하게 됩니다.
이 얼마나 안타까운 현실인가요?

타고난 본래의 숨쉬기를 잘 유지하면 될 것을
자초하여 잘못된 숨쉬기를 습관화함으로써
병마가 도사리는 길을 선택하여 살아갑니다.

하지만 현대 사회에서는 돈이 물이자
산소입니다. 이 현실을 떠나서 살 수도
없습니다.
따라서 숨쉬기 공부가 절대적으로 필요한
세상이라는 것입니다.

더 늦지 않게 숨쉬기를 공부하여
짧은 시간이라도 매일 올바른 숨쉬기를
습관화해야 나의 몸, 마음, 정신이 본래성을
회복하여 복잡한 사회생활도 능히 이겨내고
조화로운 생명력을 유지할 수 있을 것입니다.

6/

국선도 밝돌법의 밝음을 받는 법

밝음이란, 태양이 떠 있는 낮처럼
모든 사물이 투명하게 다 보이는 것을
말합니다.

어둠은 남이 무엇을 하는지 옆에서 무엇을
하는지 모르는 상태라고 말할 수 있습니다.
그런데 모르면 불안하고 초조해집니다.

현대 사회는 너, 나 할 것 없이 투명성을
요구합니다. 정부가 하는 일, 다른 나라가 하는
일마저 투명하게 볼 수 있는 세상입니다.

어둠이 생기면 어떤 방식으로든 밝게
비추고자 하는 것이 세상의 흐름이자
인심입니다.

세상 사람들이 외적으로는 밝은 것을
지향하면서, 내적인 어둠을 밝게 만드는 것에
인색합니다. 우리 안에 내적인 밝음이 있어야
외적인 세상도 진정으로 밝고 투명한 사회가
될 수 있는데 말입니다.

몰라서 못 하기도 하고, 숨긴 것이 드러나기에
못하고, 안 하게 됩니다. 그래서 내면의 어둠은
드러나 밝아지기가 어려운 것입니다.

세상 사회의 이런저런 현상들이 밝돌법에서
얘기하는 '밝은 사회가 도래하니 밝음을 잘
받아야 한다.'는 이야기를 반증합니다.

우리 사회는 이미 밝은 세상이 되어가고 있고
더 밝아지기 위해 전 세계 사람들은 노력하며
문명을 발달시키고 있습니다.

밝은 사회에서 스스로 내면의 밝음을 찾고
만들어내는 숨쉬기 공부가 우리 시대에
진정으로 필요한 공부라 할 수 있습니다.

이 공부는 생각처럼 어렵지 않습니다.
왜냐하면 어렵고 힘든 것에서 출발하는 것이
아니기 때문입니다.

국선도 밝돌법의 숨쉬기를 어렵게 생각할
필요는 없습니다. 잘못된 숨쉬기 습관에서
출발한 것이기에 숨쉬기만 바로잡으면 됩니다.

숨쉬기에 변화를 주면 내 몸도, 마음도,
정신도 변화하고 내 가정, 내가 속한 사회도
투명하고 밝은 사회가 될 수밖에 없습니다.

단지 바로잡는 것을 습관화해야 합니다.
올바른 숨쉼을 지속적으로 해줘야
올바른 습관이 자리 잡을 수 있습니다.

밝돌법 숨쉬기는 어린아이처럼
천진한 마음을 가지고 숨쉬기를 회복하는
것입니다.

우리의 본성을 회복하고 본능을 다시 깨우는
촉매 역할을 숨쉬기가 하는 것입니다.

현재의 잘못된 숨쉬기에서 출발하여
점진적으로 변화를 시켜나가는 것이
밝돌법 숨쉬기 방법입니다.

내 몸에 밝음을, 내 마음에 밝음을,
내 정신에 밝음을 비춘다는 것은,
세상 만방에 빛을 비추고
모든 생명체에게 충분한 산소를 공급하는
대우주처럼 음양의 율려 활동을 활발히 하면
그것이 곧 밝음이 되는 것입니다.

이 밝음을 점진적으로 발달시키며
더 밝게, 더 강하게 비추는 방법을
'밝 받는 법', '밝돌법'이라 하는 것입니다.

건강하고, 지혜가 열리고, 순천 하며 사는
삶의 길이 곧 숨쉬기와 직결된다는 말이기도
합니다.

숨쉬기를 잘못하거나, 되는대로 하다 보면
문제가 발생할 수 있는 것이 우리 몸입니다.

무리해서 숨쉬기하거나 운동을 과도하게 하면
오히려 숨이 과도하게 들어와
아니함만 못한 상황이 될 수 있는데,
그 원인은 활성산소에 있습니다.

모든 호기성 생물은 산소가 필요하여 산소를
흡입하는데, 이때 몸에 생기는 활성산소가
노화의 원인이 되고 질병의 원인이 됩니다.

아무리 좋은 음식을 섭취해도 남은 찌꺼기는
생기기 마련이고, 그 찌꺼기가 몸 밖으로
배출되어야만 내 몸에 이롭듯이
산소 또한 당연히 몸속에 적당량이 있으면
몸에 이로운 면역 역할을 하지만

지나치게 양이 많아지면 순환이 안 되거나
오히려 정상적인 세포에 문제를 일으킵니다.

몸속에 완전히 흡수되던지 배출되어야 하는데
그러지 못하면 활성산소로 몸속에 남아
돌아다니거나 적체되어 염증을 일으켜
질병의 원인이 되어버립니다.

문제는, 산소를 많이 흡입하면 그만큼
활성산소가 많이 생성하는 것입니다.

그래서 운동을 과도하거나 급하게 할 경우에
활성산소도 많이 생기게 되어
오히려 몸에 지장을 줍니다.

먹는 음식이나 마시는 공기는 일단 몸으로
들어오면 기체로 변하고 에너지로 변합니다.

이때 반드시 찌꺼기가 남는데,
이는 나무나 종이가 불에 타서 기화하면
재가 생기는 원리와 같습니다.

어떻게 운동해야 활성산소가 안 생기고
완전 흡입, 완전 배출되는지 숨 쉬는 방법이
중요한 것입니다.

심신 운동에 있어 가장 핵심은 서서히 하고,
심장으로부터 제일 멀리 있는 손끝, 발끝에서
시작해 다시 심장 부위로 왔다가
다시 손끝, 발끝으로 가며 운동 강도를
서서히 올리고 서서히 내리는 과정으로
하는 것입니다.

이 과정은 활성산소를 생성하지 않고
완전하게 흡수, 배출시키는 순환운동이자,
우리 몸속에 있는 기운과 혈류의 순환을 돕는
기혈순환氣血循環 유통법流通法입니다.

건강을 위한 숨쉬기를 한다면서
오히려 활성산소를 더 많이 발생시키는데
이는 바른 운동, 바른 숨쉬기를 못하고 있기에
생기는 결과입니다.

사람은 몸을 가진 생명체이기에
몸의 메커니즘을 도외시해서는
온전한 균형을 맞추기 어렵게 됩니다.

가만히 앉아서만 명상하고 좌선하는 것은
특정 갖춤이 있는 분들에게는 좋은 결과로
이어질 수도 있지만, 누구나 다 좋아질 수 없는
것은 우리가 몸을 가진 인간이기 때문입니다.

몸을 가진 이상 반드시 몸의 순환 원리에 맞게
활동해야 합니다. 사람은 섭생을 통해
물질이 몸속으로 들어와 생존하게 되는데,
물질을 에너지로 만들어내는 과정에서
필수적으로 산소의 융합이 있어야만
고체가 액체화되고 기체화되어
에너지로 변해 생존할 수 있는 것입니다.

그래서 우리가 수행하던, 운동을 하던
건강을 위해 어떤 활동을 할 때,
몸과 마음과 정신을 모두 각각의 역할과
원리에 맞게 온전하게 하는 것이 중요합니다.

국선도 밝돌법의 기혈순환법과
오묘한 단전행공법은 깊은 숨쉬기를 통해
산소를 더욱 많이 흡수하면서도
완전히 흡수하고 배출하며
몸, 마음, 정신을 동시에 수행하는
최고의 건강 양생법養生法입니다.

양생법養生法이란 생명을 기르는 법을 말하는데,
우리나라 고대서부터 '밝음이 내 몸에
들어온다.' 하여 '밝음을 받는 법'을
수련한 것입니다.

7/

돌단자리 숨쉬기와 기초 지도법

깊고 자연스럽게, 가늘고 길게,
지극한 정성으로 숨을 가라앉혀
아랫배로 숨을 쉬다 보면
누구에게나 아랫배를 중심으로
기운이 단단하게 모이고 돌돌 말리는 현상이
일어납니다.

이때부터 우주 대자연과 합체하는 길에
접어들어 대자연의 돌고 도는 원리와 이치를
알아챌 수 있는 선을 넘을 수 있기에
이곳을 돌단자리라 합니다.

훗날 이 돌단자리가
음양의 조합과 조화가 이루어지기에
단丹이라 하고 그 장소를 전田이라 하여
단전丹田이라는 말이 생겼습니다.

돌단자리는 숨쉼으로 발달하고,
안 하면 퇴화하는 자리입니다.
발달의 매개는 숨결로,
돌단자리를 발달시키려면
단전호흡을 해야 합니다.

숨을 쉰다는 것은
들숨 날숨을 반복하는 것이고,
들어옴은 음陰이요, 나감은 양陽이니
들락날락함은 음양 운동을 하는 것입니다.

이 운동이 지속되면서 자연히 리듬이 나오고,
리듬을 타며 대자연의 음양 율려 운동과
나 자신의 음양 율려 운동이 하나 되게
접근하는 것입니다.

의지로 음양 율려 운동을 하는 것은
생물 중에 인간이 유일하며,
그래서 만물지영장萬物之靈長인 것입니다.

음양 율려 운동이라는 것은
들숨 날숨을 하는 것인데,
들숨 날숨을 지속함에 따라 리듬이 생깁니다.

바닷물이 평온하게 이동을 해도 잔잔하게
'물결'이 생기듯, 이 리듬을 '결'이라 합니다.
숨의 리듬은 곧 '숨결'입니다.
(멈추어 있거나 갇혀 있는 물은 음양 운동을 하지 않는다.
따라서 물의 리듬이 생기지 않는다.)

숨결은 음양 율려 운동 시 반드시 일어나고
지속적일 때 나타납니다.

단전호흡은 자신의 본체인 심신을 고요히
갖춘 상태에서 들숨 날숨 하는 것을 지켜보며
숨결을 먼저 읽어내고 찾아내 확인하는 것이
그 공부의 첫걸음이자 입문이라고 할 수
있습니다.

자기 숨의 결을 읽은 후,
마음을 숨결에 얹어 고요함 속에서
들락날락하는 음양 호흡을 지속하는 중에
나의 진심 어린 마음이 이 숨결의 객에서
주인이 되어 나의 숨결을 더욱 길고 깊게,
유도하고 인도하게 됩니다.
여기서 유도란 올바른 방향으로
가이드하는 것을 말합니다.

규칙적이고 고른 리듬을 타면서
숨결이 지속성과 항상성을 갖추며
우주의 리듬과 하나가 되기 시작하면
교감신경과 부교감 신경인 자율신경이
활성화되고, 동시에 마음이 자율신경을
컨트롤하기 시작합니다.

구체적인 방법을 말하자면,
의식을 하나의 작은 점이 실 같은 선이 되도록
꼬리뼈 장강혈長强穴에서부터 아랫배의
기해혈氣海穴, 관원혈關元穴 방향으로 유도하며
마시고 토하는 것을 반복하는 것입니다.

마실 때 배가 나오고 토할 때 배가 들어가며
약간 대각선으로 뒤에서 앞으로 움직이는
것을 늘 상상하며 들숨 날숨을 합니다.

정신과 마음을 자연스럽게
무형의 실과 같은 점선에 집중하다 보면
마음도 가라앉아 맑아지고 정신도 밝아집니다.

들숨 하면서 장강혈에서 출발해
배가 충분히 나오는 곳까지 배를 내밀며
점이 배 끝에 닿게 하고,
날숨 하면서 다시 작은 점을 왔던 곳으로
고요하게 돌아가게 하는 것을
수없이 반복합니다.

들숨과 날숨이 임의로워지기 시작하면
들숨의 길이와 날숨의 길이가(시간이)
거의 같도록 유도해 봅니다.

잘 되면 점차 숨쉬기 시간을 늘려 봅니다.
5분, 10분에서 30분, 40분까지 늘려 나갑니다.

이때 숨쉬기를 앉아서, 누워서, 서서
자세를 바꿔가면서 반복하면
지루하거나 힘들지 않습니다.
이렇게 하는 것이 단전호흡이라는
돌단자리 숨쉬기의 첫 관문입니다.

숨의 들숨 날숨이 숨결을 이루고,
숨결이 안정되고 지속성을 이루어
항상성을 유지하면 숨의 길이 열려
숨길이 트이게 됩니다.

이 숨길을 따라 수련하는 것이
숨쉬기의 첫 수련 단계입니다.

기본적인 들숨 날숨을 완전히 체득하여
임의롭게 할 수 있으면 비로소 국선도
37단계의 첫 단계인 1수修를 체득하게 됩니다.

1수修를 체득하기 위해서는
1상象부터 9상象이라는 기초 숨쉬기를
단단하게 뿌리내리듯 체득해야 합니다.

숨결을 온전히 이해하고 체득하면
숨결을 통해 마음으로 점을 만들고,
점이 선으로 움직이는 것을 마음이 결정하고
정신 의식이 이 그림을 상상으로 그려내며
들숨 날숨 하게 되는데 이것이 바로
'운기運氣'라고 하는 것입니다.

숨쉬기를 통해 몸속의 안 보이는 기운까지
작용시키는 것이 운기행법 공부의 초공입니다.

작은 점과 선을 반복하여
점차 저절로 될 때까지 하면
들숨 날숨의 점선이 점차 굵고 선명해지면서,
내 정신 집중의 강도, 내 마음의 순수성과
진실성에 따라 그 움직임이 변하는 것을
알아차리게 됩니다.

이때부터 들숨 날숨 음양의 율려 운동 속에서
마음과 정신은 운기 운행의 끈을 붙잡고
순행하게 됩니다.

이 끈을 이미 인체에 만들어져 있는,
하늘 기운이 다니는 하늘길을 따라
유주하게까지 반복 수련하여
점점 고차원적으로 운기 하는 법을 익힙니다.

들숨 날숨이 결국 조식호흡의 경지까지 가야
교감, 부교감 신경의 밸런스가 안정되고
더욱 바른 음양의 호흡이 됩니다.

여기에 하단전 중심으로 점선이 돌돌 말리듯
회전하며 운기 하면 이를 운기運氣 조식調息이라
합니다.

운기 조식은 나의 숨결에서 시작하여
대자연의 숨결과 일체화하는 과정입니다.
이 상태가 우아합성宇我合成이자
천인합일天人合一의 출발이기도 한 것입니다.

자신의 숨결을 모른 채 또 다른 숨결을 만들어
들숨 날숨 하다 보면 긴 시간이 흐르면
결국 숨결이 하나 되어 갈 수는 있지만,

그 하나 되는 과정에서 불필요한 체험을 하게
됩니다.

수련 시 시간과 공간을 헛되게 낭비하는 것은
위험할 수 있기에 올바로 닦고 지도하다 보면
정도의 숨결을 따라 길을 갈 수 있게 됩니다.

그래서 수도 세계에서는 스승과
먼저 간 선배가 매우 중요한 것입니다.
지도자는 무언無言으로 수행자가 올바른 길에
들어갈 수 있도록 유도하고 안내합니다.
많은 말은 오히려 바른길을 막아서기도 하고
바른길을 안 보이게 하는 경우가 많습니다.

숨쉬기의 숨결과 운기는 마치 우리 몸의 왼발,
오른발에 해당하고, 자동차로 보면 핸들,
브레이크, 액셀러레이터에 해당합니다.

양발이 움직여야 이동할 수 있고
핸들과 발이 함께, 그리고 각각 자기 역할을
해야 자동차가 움직일 수 있듯이 말입니다.

나만의 고유한 숨결을 만들어내는
돌단자리 숨쉬기 단전호흡을 통해
대자연의 숨결과 나의 숨결을 하나로
일치시키는 것을 부단히 노력함과 동시에,
숨결 따라 마음과 정신을 얹혀
함께 이동하는 운기를 한 단계씩 높여 나갈 때
비로소 대지가 흔들리듯 내 전체가 자극되어
근본부터 변화하여 새로운 생명체로
거듭나게 됩니다.

운기가 먼저건 숨결이 먼저건
결국 둘은 하나 되어 가야만 합니다.
숨이 숨결을 낳고, 숨결은 숨길로 열려
운기를 낳았지만 결국은 모두 하나가 됩니다.
운기 자체가 숨결을 만들어내기 때문입니다.

들숨 날숨의 음양 율려 운동은
운기를 운행하여 기운을 축적하는
적극적 자세의 행동이며,
운기는 율려 운동을 원활하고 강하게
활동하게 하는 것입니다.

우리 몸이 숨결이라면 심장은 운기에
해당하고, 바다 위의 보트(배)가 숨쉬기라면
뒤에 달린 모터 엔진이 운기라고 봐야 합니다.

숨쉬기와 운기는 둘이지만 하나가 되어
활동해야 하는 것입니다.

흔히 수련에 비결秘訣이 있다고 하는데,
비결은 숨겨진 것이 아니라 못 찾는 것입니다.

비결은 심안心眼이 열린 자만이 찾을 수
있습니다. 눈을 떴지만 마음의 눈이 감겨
있으면 절대 찾을 수 없는 것이 비결입니다.

그래서 비결은 비밀스럽게 숨기기도 하지만
실마리를 통해 찾을 수도 있게 되어 있습니다.
이 실마리가 곧 결訣입니다.

결訣을 알아채면 비秘가 보이는 것입니다.
숨도 숨의 결을 파악하면 숨을 알아차리게
됩니다.

복잡한 문제가 엉켜 있는 실타래는
실의 시始와 말末, 즉 처음과 끝을 찾아
풀어야 합니다.

비결은 숨긴 것이 아니라 못 찾는 것이고
숨쉬기가 아무리 어렵다 하나 숨의 결을
이해하고 알아채면 갈 길이 보이고
확연히 갈 수 있게 되는 것입니다.

비결을 만드는 이유는 이심전심以心傳心의
눈높이와 격이 맞는 때와 사람을 찾는 것이고
기다리는 것입니다.
결訣은 결국 비秘의 열쇠입니다.

천지인사天地人事의 비결은 지극히 당연하고
상식적이고 평이한 것을 숨겨놓은 것입니다.
하지만 반드시 그 실마리를 어딘가에 남겨
놓아 문을 열 수 있게 되어 있습니다.

또 하나의 열쇠는 시간입니다.
긴 시간이 흐르면 절로 열리게 됩니다.

왜냐하면 지극히 평이한 것이고,
늘 있는 것이기에 나타나게 되어 있습니다.
지나고 보면 '이것이었구나!' 하는 놀램과 함께
허탈함까지 생깁니다.

허공에 없는 것을 찾지 말고,
내 몸에 있는 실마리를 찾아
비밀의 문을 열어야 합니다.

숨에는 결이 생기게끔 되어있고,
결은 마치 파동과 입자처럼
천지의 파동과 함께 리듬을 타며
하나가 되게 되어 있습니다.

눈에는 보이지 않지만, 마음으로 보면
이 리듬의 결을 알게 되어 있습니다.
궁하면 통하는데, 궁하지 않아
불통인 것입니다.

돌단자리 단전호흡하는데 몰라서는 안 되는
중요한 상식이 있습니다.

이를 정기신精氣神 삼보三寶,
우리말로는 넋얼령의 역할이라고 합니다.

정精이 충만한 후 기氣와 신神으로 가는 게
아니라, 우리 몸에 이미 항상 유주하는 것이
정기신精氣神이고, 정精이 충만하면
잘 유주하는 것입니다.

힘이 약하고 병마가 침투하거나 노환이 오면
정精이 약해 유주할 기운이 없으므로
결국 사망하게 됩니다.

사람이 장부나 근골에 문제가 생겨
사망하기도 하나, 결국 기가 없어져서,
기운이 약해져서, 기운이 운행하지 못해서
문제가 생겨 사망하게 되는 것입니다.

돌단자리 숨을 쉰 만큼 정기신精氣神이
유주하여 충익한 생명체가 됩니다.

정精은 넋에 해당하고,
기氣는 령에 해당하고,
신神은 얼에 해당합니다.

우주가 무극無極, 태극太極, 황극皇極
삼태극三太極의 원리로 돌고 돌아
현실을 유지하듯, 분자, 원자, 소립자들은
입자와 파동으로 변화하며 우주 질서를
잡아 나가는 법칙을 유지합니다.

우주 법칙과 우리 몸의 작동 원리가 그러하듯,
보이는 것을 공부하는 형이하학의 공부와
보이지 않는 것을 공부하는 형이상학 공부를
함께 해야 하는데, 현대인 대부분은 형이하학
공부 중심으로 만사에 기준을 두고
틀을 만들고 있습니다.

그 결과는 이미 사회적 현상으로 나와 있고,
많은 사회인이 스스로 감지하고 있습니다.
'우리 사회가 뭔가 불편, 부당하고
조화롭지 못한 것이 한두 가지가 아니구나,

조화가 무너지고 깨져 있구나.' 하는 것을
누구나 느끼고 있는 것이 현실입니다.

우리는 중력, 압력, 대기압이 존재하는
지구라는 별에서 생성 사멸하고 있다는
사실을 놓치면 안 됩니다.

지구별에서는 중력에 의해
숨을 쉴 수 있게 되어 있습니다.
중력과 대기의 압력을 활용한 숨쉬기 공부는
이 지구별에서 살아가고 살아남기 위한
필수적 공부요, 수련법인 것입니다.

이 공부가 국선도 밝돌법에서 얘기하는
단전호흡입니다. 이 공부는 저차원에서
고차원으로 발달시켜 나가게 되어 있습니다.

밝돌법에서는 발달의 단계를 단법이라 합니다.
단법별로 호흡을 발전시킬 때마다
마음이 맑아지고 깊이가 깊어지고
정신의 밝음의 범위가 더욱 넓어지는 현상이

실제로 일어납니다.
이는 실증 과학적으로 검증된 사실입니다.

호흡의 변화는 마치 매미가 알에서 유충으로,
다시 우화로, 성충으로 변하는 것과 같습니다.

나무 속에서 알로 1년, 땅속에서 유충으로
5~7년, 나무 위에서 껍질을 벗으며
우화 상태로 2~3개월이 지나면,
성충이 되어 날 수 있게 됩니다.

이는 단전호흡丹田呼吸에서 승단하여
흡지호지호흡吸止呼止呼吸,
조식호흡調息呼吸,
자연호흡自然呼吸, 화기호흡和氣呼吸,
더 나아가 대기승출입호흡大氣乘出入呼吸으로
승단하는 과정과 매우 유사합니다.

승단하는 과정을 밟으며 스스로도 생각의
깊이와 범위, 그리고 생활하는 방식을
변화시켜 가야 합니다.

알에서 생각할 때와 유충일 때 생각하는 방식,
우화일 때와 성충일 때 생각하는 방식이
다 달라야 하는 것입니다.

사람도 아기일 때, 어린아이일 때,
소년, 성인이 되고 청년, 장년, 노년이 될 때
생각이 달라져야 합니다.
나이의 격에 맞는 언행을 해야 하는 것입니다.

변화하면 달라지고 달라져야 변화합니다.
숨쉬기를 할 수 있다 없다가 아니라
얼마나 내 것으로 체득했느냐,
내 몸에 스며 녹아들게 했느냐에 따라
그 결과물이 완전히 다릅니다.
겉모습만 따라 한다고 된 것은 아닙니다.

그래서 호흡은 체계적이고 점진적으로
익혀 나가야 심신이 고루 발달하는 과정을
스스로 느끼고 알 수 있게 되는 것입니다.
밝돌법은 도법을 체득體得, 체감體感하며
자인자득自認自得 해나가는 실증적 도학입니다.

숨쉬기 기초 지도법

숨의 기본과 원칙

기본

— 숨을 통해 기혈을 청소하고 활성화합니다.
— 스트레스와 거친 숨으로는 모세혈관이
  점점 막혀만 갑니다.
— 고요한 마음의 숨으로 모세혈관이
  재생되고 활성화됩니다.
— 숨쉬기가 깊어지면 심신이 활성화할 때
  부작용으로 보이는 현상들이 생기는데
  이를 염려할 필요는 없습니다.
  꾸준히 하다 보면 저절로 사라집니다.
  혹 염증이 생겼을 때는 내버려두지 말고
  원칙적인 숨쉬기와 기혈순환유통법을
  반복하면 자연적으로 운기 행공과 고요한
  숨쉬기를 통해 잡아나갈 수 있습니다.

— 숨의 기본은 근본이 고요함에 있다는 것을
   놓치면 안 됩니다.

— 숨의 법칙은 마음과 정신을 같이 쓰느냐
   못쓰느냐에 따라 질량이 다른 숨이 됩니다.

— 숨쉬기를 주변에 전수, 보급할 때는
   대상에 따라 방법이 달라질 수 있습니다.

대상을 분류해 보면 보통은 3종류입니다.

1. 아랫배 움직임 어렵고, 단전호흡 힘든 분

2. 아랫배 움직임이 임의롭게 단전호흡이
   자연스럽게 되는 분

3. 심리가 복잡해 숨쉬기가 불안하고 불규칙한 분

1번 대상의 경우, 먼저 편안히 눕게 하여
숨을 편히 가라앉힌 후
누운 상태에서 무릎을 굽혀보게 합니다.
무릎을 굽힌 채 배를 움직여서
감각을 익혀보게 합니다.

그래도 안 되는 분은 발을 뻗은 상태로
눕게 하여, 누운 채로 고개를 들어
아랫배에 손을 대고 감각을 느껴보게 합니다.
고개를 들면 배가 나옵니다.
그렇게 감각을 익힌 후에 시도하게 합니다.

2번 대상은 단전호흡을 처음부터 유도합니다.
아랫배 나오고 들어가고를 익히고 숙달하면
자연스럽게 하게 합니다.
자연스러운 배의 움직임 그대로
아랫배에 은은한 힘을 유도하고,
배가 나오고 들어가게 해줍니다.

3번 대상은 힘겨운 듯 의식 없이
쉬고 있는 지금의 숨을 먼저 바라보고
관찰하고 느끼게 합니다.
느끼게 한 후에 그 숨을 따라가게 합니다.

어떤 사람에게도 기초 숨쉬기를 할 때는
의식이 숨을 따라가다가 조금씩 길게,
단순하게, 안정될 수 있게 유도합니다.

그런 후 점차 몸에 부담 없는 정도 5초 이하로
흡호를 조화시키면서 반복하게 합니다.

자신의 숨결 자체를 고요하게 늘려나가야지
절대 인위적으로 새로운 호흡의 리듬을
만들게 하면 나중에 더 막혀서 힘들어집니다.

원칙

숨쉬기를 지도할 때 대상이
음陰체질인지 양陽체질인지에 따라
주의하여 지도해야 합니다.

음陰체질은 마시는 숨이 순조로운 분이고
양陽은 나가는 숨이 순조로운 분입니다.
체질을 보기 어려우면 평상시의 들숨 날숨을
보고 살피면 됩니다.

들숨이 편한 분은 날숨이 어렵고
날숨이 편한 분은 들숨이 어렵습니다.

이때 들숨이 안 된다고 하여
들숨만 강조해도 안 됩니다.
날숨을 완전히 잘 날숨 한 후에
들숨이 잘 이루어지게 되어 있습니다.

반대로 날숨이 안 된다고 해서
날숨만 강조해도 안 됩니다.
들숨이 완전히 편해진 후에
날숨이 잘 되게 되어 있습니다.

지도하면서 말의 힘은 중요한 것이니
말할 때 강약을 잘 조절해야 합니다.

사람은 사람답게 잘 살아야 한다고 합니다.
잘 살려면 기본적으로 갖춰야 할 게 있습니다.
이는 잘 살아가는 모든 사람의 공통점이기도
합니다.

진실성, 성실함, 절실함 이 세 가지가 공통으로
필요하다고 봅니다. 이 세 가지는 반드시
갖춤이 되어야 하는 3대 요소입니다.

이 세 가지는 인생을 잘 살기 위해서도,
어떤 연구나 탐구를 깊이 하거나,
창업을 하는 등 새로운 것에 도전하는 등
어디서나 필요한 3대 요소입니다.

진실되어야 하고, 성실해야 하고, 절실해야
복잡하고 어려운 사회에서 잘 살아갈 수가
있습니다.

잘 산다는 것은 숨쉬기를 잘 한다는 것과
동일합니다. 숨쉬기를 잘하려고 해도
기본적으로 갖춰야 할 것들입니다.
누구에게나 다 공통적입니다.

숨을 잘 쉬려면 진실성이 있어야 한다.
성실하게 숨을 쉬어야 합니다.
절실한 마음으로 숨을 쉬어야 합니다.

진실성이란,
숨을 나 자신의 본래 호흡과 맞추는 것입니다.

성실함이란,
숨을 부지런히, 소홀히 하지 않고 쉬는 것을
의미합니다.

절실함은,
지극한 정성을 가지고 한숨 한숨 놓치지 않고
정성을 다하여 숨을 쉬는 것을 말합니다.

이 세 가지가 몸과 마음에 배어들어 사는 삶을
잘 사는 삶이라고 봅니다. 이래야 자신에
걸맞은 꽃과 열매를 피우게 되어 있습니다.

숨쉬기 또한 마찬가지입니다.
숨쉬기를 지속하면 한 만큼, 그 결과는
반드시 자신에게 잘 맞게 되어 있습니다.

수련이란 이렇듯 인생과 다르지 않습니다.
잘 사는 법이나 숨쉬기를 잘하는 법은
같은 것이며 잘 살기 위해서도
숨쉬기를 통해 그 기본을 갖출 수 있는
것입니다.

실제로 숨쉬기를 공부함에 있어서는
다음과 같은 갖춤을 감득해야 합니다.

1. 들숨 날숨의 균형을 체크할 수 있어야
   합니다. 이때 인위적으로 하면 안 되고
   누운 상태에서 은근히 관찰하면서
   체크할 수 있습니다.

2. 들숨이 강하고 길면 마시는 것부터
   고요하게 학습합니다.

3. 날숨이 강하고 길면 토하는 것부터
   고요하게 학습합니다.

4. 날숨이든 들숨이든 먼저 고요하게 잘되기
   시작하면 반대로도 조금씩 해봅니다.

   이때 숨이 몇 초인지는 절대 중요하지
   않습니다. 마음으로 숨을 따라
   함께 할 수 있는 것이 중요합니다.

5. 몸이 너무 말라서 배가 안 나오거나
   배가 너무 나와 들락날락하기 어려운
   분들이 있습니다.

   너무 마른 분은 먼저 의식부터 집중하게
   하여 아주 미세하게 시작하게 하고,
   아랫배 근육 감각을 조금씩 익히게 합니다.

   배가 너무 나온 사람은 우선 숨을
   잘 토하게 하여 열기를 빼낼 수 있도록
   숨을 길게 내쉬게 한 후에
   다시 조금씩 의식을 배에 집중하여
   조금씩이라도 나오고 들어가게 합니다.

6. 환자의 경우 환자에 맞게 조금씩 시도하여
   시간이 가더라도 천천히 가져가야 합니다.

— 어떤 호흡을 해도 숨이 가쁘거나 거칠거나,
   혹은 조금이라도 숨이 벅차다면
   분명히 잘못된 것이기 때문에 조절하여
   숨을 다시 안정적으로 쉬게 합니다.

1상象~9상象 학습법

1상象
가만히 눈을 감고 나의 숨을 느껴봅니다.
마시는 들숨, 내쉬는 날숨…

2상象
다음은 들숨 날숨의 리듬을 느껴봅니다.
사람마다 숨의 길이는 다릅니다.
숨결이라고도 하는데, 내 숨의 리듬을
알아가는 것은 마치 우주와 나의 주파수를
맞추는 것과도 같습니다.

3상象
다음은 내 손이 놓인 아랫배를 느껴봅니다.
내 머릿속의 생각과 내 가슴속의 마음을
아랫배로 가지고 내려옵니다.
아랫배를 마음의 눈으로 바라봅니다.
마음을 집중하면서 숨쉬기를 해봅니다.

4상象
숨을 마실 때 아랫배가 나오고,
내쉴 때 아랫배가 들어가는 것을 느껴봅니다.
마실 때 나오고, 내쉴 때 들어가고,
마실 때 나오고, 내쉴 때 들어가고,
자연스럽게 리듬을 탑니다.

5상象
아랫배에 의식을 둔 상태에서
내 들숨과 날숨의 길이를 맞춰봅니다.
마시는 들숨, 내쉬는 날숨,
길이를 서서히 맞춰봅니다.

6상象
아랫배가 나오고 들어갈 때마다
뱃속의 은은한 힘이 모여짐을 느껴봅니다.
이때 힘을 주려고 무리하지 말고,
아랫배가 최대한 나오고 들어갔을 때보다
80% 정도만 안정적으로 나오고 들어가게
하면 됩니다.

7상象
숨을 마시고 난 다음에 다시 내쉬려고 하는
전환점에서 잠깐 점을 찍듯 순간의 여유를
갖고 숨을 머물러봅니다.
마치 선풍기가 회전할 때마다 끝 지점에서
아주 잠깐씩 멈추는 것과 같은 느낌입니다.
이 짧은 머무름은 숨쉬기에 자연스러움과
깊은 안정감을 가져옵니다.

8상象
다음은 자세를 바꾸면서 숨쉬기합니다.
누워서, 앉아서, 엎드려서, 그리고 서서..
4가지 자세를 돌아가면서 아주 편안한
숨 쉬기가 될 때까지 반복합니다.

9상象
배우고 익힌 숨쉬기가 임의롭게 될 때까지
반복하여 습관이 되게 합니다. 그런 후
중기단법 50 행공을 5 자세씩 점차 익힙니다.
50 자세를 모두 익힌 후에 완전한 중기단법
수행에 들어갑니다.

밝돌법 기초 행공 및 숨쉬기 방법

중기단법은 이틀에 한 번 5 동작씩 추가하면서
50 동작을 모두 익히게 합니다.
다 배우고 나서 100일 이상 수련한 후에
건곤단법으로 넘어갑니다.

중기단법을 마친 90일 즈음부터,
10일은 건곤 호흡을 하면서
중기단법 행공을 하게 한 후에 마칩니다.

건곤단법으로 넘어가기 전, 중기단법 마지막
100일 후에 건곤단법 23동작을 건법 행공
하루, 곤법 행공 하루 배우고 익힙니다.

호흡은 중기단법 약 70일 차부터 10초 정도
호흡이 가능하게 하고, 90일 차 즈음부터는
흡지호지 하되 무리되지 않게 해봅니다.
70일 차부터 호흡을 10초까지 늘려도 된다고
표현하다 보면 자연스럽게 숨이 흡지호지로
변하게 됩니다.

들숨 약 10초, 날숨 약 10초씩 하다 보면
5초 흡吸, 5초 흡지吸止,
5초 호呼, 5초 호지呼止가
자연스럽게 될 수 있습니다.

이미 건곤단법 행공을 익힌 후이기 때문에
행공하면서 흡지호지吸止呼止 숨쉬기를
임의롭게 해봅니다.

건곤단법 수련 100일 후에 자연호흡自然呼吸인
흡吸, 흡지吸止, 호呼를 자연스럽게
몸에 맞게 하며 원기 행공법을 시도해 봅니다.

정각도 입문에서 완성까지의 숨쉬기 기초

1. 1상象부터 9상象까지 준비운동, 정리운동을 조금씩 추가하며 완성합니다.

2. 단전호흡을 완전히 익힌 후에 중기단법 행공을 5 자세씩 추가하여 50 행공 자세를 약 40분에 수련하도록 완성합니다.

3. 중기단법 행공을 평균 100일 이상 수련하도록 유도합니다.

4. 충분히 무르익은 후에 건곤단법으로 올라갑니다.
   (즉 흡지호지가 10초 정도 된 후에 승단합니다.)

5. 건곤단법 행공을 100일 이상 충분히 수련하여 조식호흡이 안정된 후에 원기호흡인 자연호흡으로 들어가 행공을 겸합니다.

6. 원기를 각 30일 이상 충분히 수련하여 30회를 완성합니다.

7. 원기 수련의 자세가 충분히 안정된 상태까지 된 후에 넘어갑니다.

8. 원기 단전 행공이 부족하면 될 때까지 반복하여 충분히 축기가 되게 합니다.

숨의 진단 및 지도 병행 방법

우리는 숨을 통해 몸, 마음, 정신을 모두
파악할 수 있지만 무리한 추측이나 억측은
병폐를 낳기에 각별히 주의해서 진단합니다.

1. 알 수 있는 만큼만 진단합니다.
    초기 진단은 들숨 날숨이 자연스러운지,
    배의 움직임이 고른지, 심폐기능과
    잘 연계되는지 모두 확인해야 합니다.
    자신의 경험으로 알 수 있는 만큼만
    진단해야지 억측이나 추측하면 안 됩니다.

2. 들숨 날숨의 강약, 장단, 깊고 얕음을
    확인합니다.
    숨이 아랫배 깊숙이 들어오는지
    가슴이나 윗배에서 움직이는지,
    깊은숨이 지속적으로 들어오는지
    가끔 작용하는지, 전체적이고 종합적인
    상태를 확인합니다.

3. 강약— 들숨이든 날숨이든 강하고 잘되는
   한쪽을 우선으로 정상화합니다.

   장단— 들숨과 날숨 중 긴 쪽을 우선
   정상화합니다.

   고저— 들숨과 날숨 중 깊은숨 쪽을
   우선 정상화합니다.

4. 한쪽을 정상화하면서 자연스럽게 되면
   다른 한쪽도 정상화하기 시작합니다.
   (한쪽이 정상화되면 자연스럽게 모두 정상화됩니다.)

5. 들숨 날숨을 안정화합니다.
   안정화는 고요함이 지속됨을 말합니다.

6. 고요함의 지속됨이 성숙하면 들숨 날숨의
   길이를 같게 하는 과정을 밟아나갑니다.

7. 들숨 날숨이 고루 안정되면 들숨과 날숨의
  교체 시 여유(머묾)를 갖추게 합니다.
  0.5초라도 그 여유(머묾)를 체득하게 합니다.
  이런 과정은 올바른 숨결을 만들어냅니다.
  숨결은 숨길이 열릴 때까지 해야 합니다.
  (중기단전 행공 50 자세 익히는 동안)

8. 성숙하면 5 동작씩 행공을 지도하며
  하루에서 3일 정도 한 후
  다시 5 동작씩 지도하며 50 자세
  모두 익히게 진행합니다.

9. 행공을 다 익힌 후에 본격적으로 수행에
  들어갑니다.

10. 건곤 23 자세 행공, 원기 360 자세 행공을
  모두 순차적인 원리와 법리에 따라
  배우고 익혀야 합니다.

8/

숨쉬기 승단 방법과 지도자 명칭

정각도正覺道 과정의
1수修~6수修, 1련煉~6련煉까지
승단하는 방법과 구분하는 방법

초初 1~2, 중中 3~4, 완完 5~6단계로
구분합니다.

기본적으로 몸을 고를 줄 아는지의
조신調身 상태를 진단하고,
숨을 고를 줄 아는지의 조식調息 상태를
진단합니다.

항상성, 깊이, 안정감을 통하여
마음의 고요하고 안정된 상태를 진단하는
조심調心까지 진단하고 확인합니다.

통기법通氣法은 정각도正覺道 과정과 같이
보이는 몸을 중심으로 하는 과정이 아닌
정신과 마음을 중심으로 하는
완전히 다른 차원의 숨쉬기 공부입니다.

통기법 단계에서는 이미 단전호흡이
본성이 되어 있으므로, 단전호흡을
의식적으로 하지 않아도 절로 몸과 마음에
갖춤이 배어 있는 상태입니다.
그래서 정신과 의식과 마음을 위한 공부를
하게 되는 것입니다.

정각도正覺道에서는 들숨 날숨 숨쉬기를 통해
숨결을 만들고, 숨결은 숨길을 만들었습니다.
숨결이 일어나며 열기가 발생하고
숨통이 열려야 비로소 단화기丹火氣가
발생하여 숨길이 열리기 시작합니다.

반드시 단화기丹火氣가 일어나야
통기법 공부가 가능해집니다.

통기법은 숨쉬기가 운기로 변환하여,
기운의 운행으로 보이지 않는 정신과 마음을
조율하고 조정하여 임의롭게 하는 공부입니다.

한마디로 정각도가 숨쉬기라는 도구를 가지고
나라는 생명체를 온전하게 만들어가는
것이라면, 통기법은 기운의 운행인 운기라는
도구를 가지고 나라는 생명체를
우주와 하나 되게 만들어가는 과정입니다.

통기법 과정에는 1지智에서 10지智까지의
진기단법, 1지地에서 15지地까지의
삼합단법과 조리단법이 있습니다.

진기단법에서 영체를 제대로 만들어내어
숨을 맞출 수 있으면 진기 초初(1~4지智)라
할 수 있습니다.

5지智에서 7지智까지는 영체를 멀리 보내어
분심分心을 통해 자유롭게 임독자개 할 수
있어야 합니다. 이를 진기 중반으로 봅니다.

8지智에서 10지智까지는 완전히 자유롭게
분심分心이 되어 분신分身에서까지 임독자개를
완전히 이루어지게 할 수 있어야 하고,
피부가 열리는 초기 증세를 맛보게 됩니다.
이래야 비로소 진기단법이 완성되는 것입니다.

진기단법을 완성하면,
모든 의심이나 의문이 사라지고 진실무위한
진아眞我와 우주가 하나 되는 삼합, 조리단법을
닦는 길을 스스로 갈 수 있는 힘이 생기게
됩니다.

1지地에서 15지地의 과정 또한
숨쉬기 단계를 넘어 운기의 운행을 통해
영혼을 조정, 조율하는 공부의 과정을 밟는
것입니다.

이와 관련하여 자세한 것은 〈변방의 속삭임〉
책에 밝혀 놓았습니다.

정각도 과정의 단전호흡, 흡지호지호흡,
조식호흡, 자연호흡, 화기호흡으로의 승단은
위에 밝힌 기본 원칙이 있기 때문에
이를 준수해야 올바로 체득하게 됩니다.

다시 얘기하면,

— 초반은 숨을 정상화하면서 행공 자세가
  30% 즈음 안정화될 때를 말합니다.
— 중반은 숨이 정상화되고 자세 중심으로
  50% 이상 안정화될 때를 말합니다.
— 완성은, 숨쉬기와 행공 자세가 90% 이상
  완성되고 마음까지 안정화된 상태입니다.
— 중기, 건곤, 원기 모두 정각도에서는
  초중완으로 구분하여 진단하고 승단합니다.

행공과 숨쉬기가 곧 조신調身, 조식調息이
되므로 이 두가지가 안정되면
자연히 조심調心이 되므로,
조심調心을 진단하는 방법은
조신調身, 조식調息으로 행공 자세가 안정한지
확인하면 지속성, 항상성, 깊은 마음,
집중된 마음 등 알아낼 수가 있게 됩니다.

또한 국선도 밝돌법은 체지체능의 법수이기에
누구를 지도할 때도 허례허식이 없습니다.
오직 체득한 자가 체득한 만큼
지도하게 되어 있습니다.

청산 사부님 역시 승단 지도자 명칭을
그대로 사회에 전하셨고, 그 원리와 법칙은
자연의 법칙에 의한 순리적 법수이기에
변경되거나 변질되어선 안 되는 것입니다.

국선도 밝돌법에는 청산선사께서 이미
정해 놓으셨고 오래전부터 전통적으로 행해온
도단의 승단과 승급이 있습니다.

오늘날 분파한 여러 단체에서
단체의 편의와 사회인들의 편리에 의해
본말이 전도되고 변질되어 쉽고 부르기 좋은
말이 추가되고, 자신의 수도의 깊이를
기준 삼아 척도를 창안하여 만듦으로써
본색이 흐려져 있긴 하지만
그 근본은 변해서는 안 되는 것입니다.

다음은 청산선사께서 받으시고 전해오는
승단에 대한 원칙이자 지도자의 명칭입니다.
이를 그대로 밝힙니다.

국선도 밝돌법 지도자의 명칭

1. 수사修師 — 사범수련師範修煉 받는 자 (정각도正覺道)

2. 사범보師範補 — 사범師範 보조 하는 자 (정각도正覺道)

3. 사범師範 — 중기中氣, 건곤乾坤, 원기元氣의 정각도正覺道를 완전 지도할 수 있는 자

   (지도자는 지도자 교육을 별도로 받아 지도력을 갖추어야 올바른 지도를 하게 됩니다.)

4. 법사보法師補 — 법사法師 보조 하는 자로서 진기단법眞氣丹法을 완전 지도할 수 있는 자 (통기법通氣法)

5. 법사法師 — 삼합三合, 조리단법造理丹法을 완전 지도할 수 있는 자 (통기법通氣法)

6. 도사道師 — 삼청단법三淸丹法을 완전 지도할 수 있는 자

7. 선사仙師 — 무진단법無盡丹法, 진공단법眞空丹法을 완전 지도할 수 있는 극치적 선인

8. 도인道人 — 시공을 초월하여 도의 길을 몸소 가는 도사道士

9. 선인仚人 — 구름처럼 무와 유를 자유자재로 할 수 있는 분

이상과 같이 아무리 무형의 도를 닦는
형이상학의 세계이지만 눈에 보이는
유형의 형이하학처럼 무형 또한 가야 할 길이
정해져 있고 밟아나가야 하는 단계가
엄연히 밝혀져 있는 것입니다.

그래서 누구든지 국선도 밝돌법의 입문자는
승단할 시 이 도단의 승계 법칙을 따라야 하고
알고 체득한 만큼 지도도 가능하게 됩니다.

9/

오정五正의 길과 선도주 도인도송導引道訟의 승단 원리 및 숨쉬기 단계와의 법리적 관계

국선도 밝돌법에는 누구나 알고, 수련할
때마다 누구나 접하는 비문秘文이 있습니다.
너무 가까이 있어 중요성을 의식 못 하고
지나치기 일쑤인 글입니다. 글자 의미 정도
잠시 헤아리는 것이 다였을 수 있습니다.

이는 바로 국선도의 가르침(훈訓)인
정심正心・정시正視・정각正覺・정도正道・정행正行과

선도주仸道住 - 정각도원正覺道源, 체지체능體智體能,
선도일화仸道一和, 구활창생救活蒼生입니다.

밝돌법에서 초공의 수련 단계를 통틀어
정각도正覺道 단계라 합니다. 숨쉬기를 통해
그 정각正覺의 길에 대해 밝혀보겠습니다.

밝돌법에서는 숨쉬기의 1단계를
정각正覺의 길(정각도正覺道)이라 합니다.

그런데 정각正覺의 길이라는 이름으로
오히려 여러 길이 생성되어 있어
혼돈되어 찾기 어려운 지경이지만
(흔히들 산 정상으로 가는 데 여러 길이 있다고 표현하듯),
밝돌법의 법수에는 정심正心, 정시正視, 정각正覺,
정도正道, 정행正行의 순서대로 순행하는
숨쉬기 방법이 있어 그 과정을 통해
정각正覺의 길을 체득하게 됩니다.

훈訓은 정심正心•정시正視•정각正覺•정도正道•
정행正行 오정五正의 길이라 하여

수행 과정을 표현한 도언道言이자 비문秘文이며
수행자 가슴 속에 늘 염두에 두고 흐트러짐
없이 수행하기 위한 지침입니다.

또한 훈의 오정五正은 정각도 1단계에서
수행을 통해 변화하는 육체적 변화 과정을
표현한 법리이기도 합니다.

숨쉬기의 변화와 함께 오정五正의 길도
올바로 깨치고 몸으로 체득하며
그 실상을 알게 되는 그런 과정입니다.

1. 정심正心 — 단전호흡丹田呼吸

단전호흡하면 중앙中央 오토五土의 기운인
비장脾臟과 위胃가 제일 먼저 자리 잡기 시작해,
수화목금토水火木金土 육장六臟육부六腑의
기운 모두가 정상적으로 작동을 하게 됩니다.

장부가 정상적으로 작동하고 안정을 찾으면
자연스럽게 심리도 안정을 찾게 됩니다.

들숨 날숨 단전호흡을 통해 인체에 안정적인
음양의 율려 운동을 하게 됨으로써
기혈이 순탄하게 흐르게 되고,
기혈이 안정적으로 순환되면
전신 모든 기관이 정상적으로 활동하게 되고,
자연스럽게 심리적 안정을 찾아가게 되는
것입니다.

심리가 안정되면 그 속에서 바르게 정립된
지혜로운 기운이 절로 생성됩니다.

단전호흡이 깊어질수록
올바른 마음의 심리가 저절로 피어나고
성장하게 됩니다.

마음이란 본래 기운이 인체 내에서
넋얼령으로 삼분三分 된 것 중
얼의 작용으로 생겨난 무형의 무극無極
상태에서 작동하는 무無를 바탕에 둔
기운이므로 단전호흡이 깊어질수록
정심正心의 자리는 더욱 꽃을 피고
열매를 맺게 됩니다.

정심正心은 수성水性의 기운입니다.
수성水性은 정靜입니다.
정靜하면 수水가 생生합니다.
고요하면 원만圓滿한 의지意志의 사고량思考量이
생겨 지智가 형성됩니다.

고요한 가운데 지智가 형성되면,
심성心性의 의지意志가 되어 정심正心이
싹트게 되어 있습니다.

2. 정시正視 — 흡지호지吸止呼止 호흡呼吸

단전호흡을 통해 숨길이 조금씩 안정되기
시작하고 호흡을 순조롭게 지속하다 보면
어느 때에 가면 잠시 머무는 숨을 체득하게
됩니다.

잠시 머무는 숨은 그 속에 들숨과 날숨의
뿌리가 존재하는 상태이기에 머묾의 묘리를
점차 터득해 나가면서 나 자신은 동정動靜이
없이 그 자리에 있으면서, 주변 사물의 움직임,
자연의 움직임, 모든 사물의 움직임을
알아채고 알게 되는, 즉 사물을 올바로 보는
알아차림이 발생합니다.

사물의 알아차림은 곧 수신제가修身齊家 전에
격물치지格物致知 하라는 의미와 같은 동선에
있는 것입니다.

이를 곧 정시正視라 합니다.

나를, 주변을, 대자연 우주를 정시正視하는
힘이 흡지호지吸止呼止의 묘리를 올바로
체득함으로써 터득하게 되는 것입니다.

정시正視는 화성火性의 기운입니다.
화성火性은 동動입니다.
동動하면 화火가 생生합니다.
화성火性은 일의 두서, 경로, 도리를 관찰하는
힘입니다.

올바로 관찰, 즉 정시正視하면
자연히 예禮가 발달하게 됩니다.

3. 정각正覺 — 조식호흡調息呼吸

조식호흡은 흡호가 균일하고 흡지호지 또한
균일하게 지속할 수 있다 보면 드러나는
숨 쉼 상태라 할 수 있습니다.

흡호의 율려 운동은 태극太極 상태에 접근해
그 묘미를 체득하게 되고, 흡지호지의 상태는
무극無極의 묘미를 체득하는 길입니다.

태극과 무극의 공존함을 스스로 체득함으로써
현존하는 천지 대자연에 대한 이해를 보다
밝게 알아차리는 상태가 되어 정심正心이
생성되고 정시正視하게 됨으로써 정각正覺의
문을 열게 되는 것이 조식호흡의 길입니다.

완전한 적적寂寂 상태와 성성醒醒 상태의
공空과 진眞의 조화로움을 스스로 체득할 수
있어야 비로소 조식호흡 상태에 들어갔다
할 수 있습니다.

하지만 여기서 그치면 안 됩니다.
뿌리를 더 내리고 조식호흡이 온몸의 세포
하나하나에까지 완전히 전달되어
작은 소립자 기운마저 조식호흡에 맞춰
리듬을 탈 수 있음을 알아챌 때 비로소
조식호흡이 완성되었다 할 수 있습니다.
그래야만 다음 단계인 자연호흡의
깊은 경계로 넘어갈 수 있습니다.

정각正覺은 목성木性의 기운입니다.
목성木性은 수水 기운을 흡입하고 유입하여
생장 발달합니다.

목성木性은 생생활기生生活氣의 지선至善한
양심良心이 되어 스스로 인仁이 출현합니다.

인仁은 만유생물이 생존하는 생生의 원리이자,
각覺의 뿌리가 되고 바탕이 되어 비로소
각진覺眞의 문門에 들어갈 수 있게 됩니다.

4. 정도正道 — 자연호흡自然呼吸

대우주 안의 모든 생명체는 우주의 법도와
법칙에 순응하며 살게 되어 있습니다.
혹자는 이를 조물주라 하기도 하고,
창조주의 존재에 빗대어 얘기하기도 합니다.

우주 자연의 법도를 알아차리고 올바른 길로
안내하는 사람들이 동서양에 탄생하였고,
이들은 성현으로 받들어지며 종파를 형성해
왔습니다.

선각자나 선인이라면 누구나 이 길을 가게
되어 있는데, 우주 안의 생명체로서 이 길은
정도正道의 길이기 때문입니다.

추호의 그릇됨이 없는 올바른 길,
즉 이 정도正道의 길은 스스로 정심正心하고
정시正視하여 정각正覺한 후에 볼 수 있게
됩니다.

정도正道의 길은 정각正覺한 후에 보입니다.
정도正道는 곧 자연지도自然之道인 것입니다.
자연호흡은 조식호흡을 통해 생기는 자연의
접근법입니다. 누구나 극한의 상태에서
절실히 원願을 세우면 다가갈 수 있는 상태가
자연호흡 상태입니다.

역사를 보면 특별히 공부하지 않았던 분들이
생활 속의 지극한 정성이 계기가 되어
자연호흡의 묘미를 터득하게 되는 경우가
간혹 있어 왔습니다.
한 소식을 듣게 되면 자기가 가진 지식여하에
따라 알고 있던 것들이 확대 재생산되어
큰 공부의 결과로 변하는 경우입니다.

자연호흡은 말 그대로 자연에 순응하고
순천의 삶으로 스스로 들어가는 상태입니다.
조작이나 사심이 티끌만큼도 없는 상태에서
조식호흡의 참맛을 터득한 후 자연의 품에
나라는 생명체를 완전히 맡기는 상태가
되는 것입니다.

정심•정시•정각을 체득한 후
자연호흡을 통해 추호의 어긋남이 없는
정도正道의 길을 알게 됩니다.

이 길은 창밖에 보이는 도로처럼
가시적可視的인 길이 아니고,
눈에 보이지는 않지만 복잡한 삶의 여정에서
자신만의 길을 찾고 알게 되어
보다 당당하게 살아가는 힘을 얻게 되는
정명正命의 길입니다.

정도正道는 금성金性의 기운입니다.
금성金性은 화火를 내장內藏하고
수렴견고收斂堅固 합니다.

금성金性은 법과 도리를 위반했을 때
정당한 조치措置에 임하며
스스로 의義로 성장합니다.

5. 정행正行 — 화기호흡和氣呼吸

삶의 여정에서 길을 아는 것과 실제로 가는 것,
그래서 얻어 가지는 것은 차이가 큽니다.
좋다는 것을 아는 것과 좋다는 것을
행하는 것의 차이가 큰 것처럼 말입니다.

깨우침도 그렇습니다.
천지 대자연의 법리를 머리로 아는 것과
그 자연의 법리를 온몸으로 체득해 얻어 가져
행하는 것과는 많은 차이가 있습니다.
된장찌개의 냄새만 맡고 '맛있겠다.' 하는 것과
직접 먹는 것의 차이나 다름없는 것입니다.

정도는 정심·정시·정각이 된 후에
비로소 보인다고 하였습니다.
하지만 보이기만 할 뿐 그 길을 가려 하면
자꾸만 이 마음 저 마음이 나를 혼란스럽게
하고 시시각각 많은 일이 생겨
정도의 길로 가기 어렵게 됩니다.

자연호흡에서 화기호흡으로 넘어가는 길도
그러합니다.

자연호흡의 맛을 깊이 느끼다 보면
온몸에 퍼져 있는 자율신경을 내 마음대로
조절하게 되는 것을 감득하게 되고,
더 나아가 체득하게 됩니다.
비로소 얼의 작동 원리에 인지적으로
동참하는 것입니다.

그런 후, 완전히 내가 없는 무아무념無我無念
상태로 마구잡이식으로 들어가는 것이 아니라
그 경계에서 오히려 명경지수明鏡止水처럼
더욱 정신 차린 상태를 유지할 줄 알면
유형의 황극 상태와 무형의 무극과 태극
상태가 공존함을 알게 됩니다.

그래서 자연에 푹 빠져 있지만
그 속에 나라는 정신은 살아있어
숨 쉼의 무형적 모습을 유형의 모습처럼
움직일 수 있게 됩니다.

그 경계가 화기호흡의 시작입니다.
화기호흡을 체득해야만 대기승출입大氣乘出入
호흡을 운용할 수가 있게 됩니다.

이는 천지 대자연의 진짜 문을 여는 길입니다.
도의 문은 대기승출입大氣乘出入 호흡을 통해
열게 되는 것입니다.

그러기 위해서 자연호흡의 참맛을 터득하여
화기호흡의 경계를 넘어서야 합니다.
형이상학의 대철리大哲理를 완전히 몸으로
체득하는 것입니다.

화기호흡의 경계 속에 숨 쉼의 맛을 터득하면
절로 정도의 문에서 정행의 길로 행하는
힘이 생기게 됩니다.

허허실실의 묘리를 구사하며 결국은
정도의 길로 가게 되고
주변을 정행으로 이끌게 됩니다.

정행의 길은 화기호흡의 체득에 달려
있습니다. 물론 수행하지 않더라도 누구나
정행 할 수 있는 내적 힘을 가지고 태어납니다.

하지만 살아가면서 내적 힘이 약해지고
혼란이 가중돼 가치 판단의 힘이 약화합니다.
그래서 그릇된 생각과 행동을 하게 됩니다.
모두 넋얼령 작용의 약화와 부조화로 인해
생겨나는 것입니다.

삶의 길은 눈에 보이는 고속도로처럼
고정되어 있지 않습니다. 변화무쌍합니다.
길이 중첩되고 숨어버리고 혼잡하게 변합니다.

한 번도 같은 길일 수 없는 게 인생길입니다.
그때마다 혜안으로 정도의 길을 가는 것이
화기호흡의 길인 것입니다.

정행正行은 토성土性의 기운입니다.
토성土性은 수화목금水火木金의 음양陰陽이
합실한 일기一氣의 단합체입니다.

토성土性의 진실을 득得하면
생生을 보전保全합니다.

토성土性은 신信입니다.
의지意志(수성水性), 조리條理(화성火性),
지선至善(목성木性), 정당正當(금성金性)이 단합하여
일심一心이 되어서 항구적恒久的 행동行動이
신信이 됩니다.

토성土性은 진眞, 동動, 성誠, 신信, 중中, 균均, 완完,
전全, 항恒, 구久, 영불리永不離, 영생永生입니다.
이 모두를 갖추려면 토성이 갖춰져야 합니다.

토성이 갖춰지면 자연히 삼라만상의
지智, 예禮, 인仁, 의義와 신信이 갖춰집니다.
이를 오도덕五道德이라 합니다.

정각도正覺道에 천天의 오운五運을 받아들이는
특수한 행공과 호흡을 함으로써 몸에서는
자연히 육기六氣의 작용이 일어납니다.

오운五運 작용을 적극적으로 받기 위해
밝돌법에서는 숨쉬기와 행공을 하는 것입니다.

지예인의신智禮仁義信을 받는 것을
오도덕五道德 이라 하고,
오행五行·오운五運의 기운을 받아들이는 동작을
통해 일신 상에 오운의 씨앗을 심으면
대지와 같이 우리 몸에서는 육기六氣의 작용이
일어납니다.

육기의 기운은 육기의 각기 다른 독특한
성품으로 일신에서 싹이 트고 성장합니다.
이를 육륜六倫이라 합니다.

육륜六倫은 성심聖心, 경천敬天, 충국忠國, 효친孝親,
친화親和, 진실眞實의 각기 다른 기운이
절로 몸을 통해 나오게 되는 것입니다.

이것이 정각도의 윤리와 도덕이요,
체지체능의 도법입니다.

정각도에서 오운 육기적 공작이 절로
이루어짐에 따라 오도덕 육륜의 성품이
꽃피고 열매 맺게 되므로
천지인天地人 삼합三合이 가능한 생명력을
소유하게 됩니다.

이 정각도의 길을 차근차근 밟아
심신이 임의롭게 작동하면
비로소 천지인 삼합의 본격적인
형이상학 공부에도 입문이 가능하게 되는
것입니다.

※ 주의

단전호흡을 조금 했다고 정심正心이
바로 되는 것은 아닙니다.
단전호흡을 깊이 있게 하고,
단전행공을 지속 수련하여 임의롭게 되어
중앙中央 오십토五十土 단법을 완수하면
정심正心의 묘미를 알아차릴 수 있게
된다는 말입니다.

단전호흡을 통해 정심正心의 문 앞에까지
도달하는 것은 누구나 가능합니다.
하지만 문을 열고 들어가는 것은
각자의 자질과 능력의 깊이에 따라
스스로의 선택으로 선을 넘어야 하는
영역입니다.

선도주仙道住

정각도원正覺道源
체지체능體智體能
선도일화仙道一和
구활창생救活蒼生

사람 대부분은 형이하학 세계에 물들어
살아갑니다. 그런데 수련은 형이상학
공부입니다. 그래서 수도의 초공에서
상학上學과 하학下學의 공부를 동시에 겸비하는
수련을 합니다.

올바른 우주관과 인생관이 서게 하는
방법으로 정각의 길을 수행하여,
온몸으로 우주 삼라만상에 접근할 수 있는
기반을 닦아 나가는 것입니다.

정각도에서는 심력心力을 정심시각도행의
순서대로 숨쉬기를 통해 발달시키고
체득해 가는 수행을 하게 되어 있습니다.

이 모든 과정을 마친 후에,
한마디로 수행의 자격 요건을 만든 후에
수행의 길에 들어서 본격적이자 직접적인
형이상학의 도학에 접근하는 통기법 과정에
들어설 수 있게 됩니다.

선도주는 통기법 과정의 지침이자 올바른
수행의 행보를 가리키고 있는 법문입니다.
선도주를 도道로 인도引導하는 소리(도인도송, 導引道訟)라 합니다.

수행 시 수련의 지침을 마음으로 놓치지
않도록 하는 방편으로 수련장에서 훈과
선도주가 활용되고 있습니다.

수련장에 훈을 부착하고 매일 수련 전에
합동으로 낭송하고, 숨쉬기 수련 시
청산 사부님이 직접 녹음하신 선도주를
들으며 숨의 리듬을 맞추는 이유는
수련을 좀 더 효율적이고 올바로 가게 하기
위한 조치이기도 한 것입니다.

훈訓은 수련자가 반드시 되새기며
얻어서 깨우쳐야 하는 가르침인 것이고,
선도주 또한 수행의 길 안내이자
수행자가 가야 할 목표요, 목적을 표현하고
있는 것입니다.

우리는 이제 밝게 들여다보고,
맑게 그대로를 받아들여야 합니다.
산중 도인의 명을 받아 하산한 청산 도인의
법리를 각자의 눈에 맞춘 안경을 쓴 채
해석하고 해설하고 정돈하면 큰 오류를 낳고
낭패를 보게 됩니다.

도인은 항시 빙산의 일각 모습으로 법을
펼칩니다. 보이는 것만 모든 것으로 정돈해
버리는 가벼움은 도법의 심력을 키워 나갈 수
없게 합니다.

선도주는 통기법 수련 과정과 직접 연결되고
반드시 그 원리를 체득하여야 하는
중요한 법문입니다.

6. 정각도원正覺道源―대기승출입호흡大氣乘出入呼吸

대기승출입 호흡은 정각도 단계를 체득한 후,
즉 몸에 대한 육체적 단계의 공부를
체득한 후에 이루어집니다.

정각도의 육체적 단계의 공부란
단순히 몸이 부드럽다, 혹은 힘이 세다 등의
기준을 가지고 얘기하는 것이 아닙니다.

우리 몸은 정신과 합일할 수 있는 대우주의
오묘한 섭리가 물질로 드러난 것이라 볼 수
있습니다. 그러므로 몸을 잘 안다는 것은
정신계에 접근이 가능하다는 이야기이고
정신과 몸이 연계한 관계를 확실히 꿰뚫고
있다는 의미입니다.

단순히 신체적으로 단련하고 연마하는 단계가
아닌 것입니다.

말 그대로 정각의 길을 얻어 갖는 것이
정각도 과정입니다.

몸이 죽으면 죽었다 하고,
몸이 살아있으면 살았다고 하는 것은
정신이나 마음이 아니라
우리 몸을 기준으로 하는 얘기인 것입니다.

그만큼 수도의 길은 몸 수련이 가장 기초이자
기반이 되므로 먼저 공부하게 되어 있습니다.

몸의 수련인 음적陰的 정각도 과정을 체득하면
정신적 단계인 양적陽的 수련의 단계로
들어갈 수 있습니다.

통기법을 정신적 단계라 합니다.
인간 생명체라면 누구나 가지고 있는 몸에
정신의 보이지 않는 기운이 통하는 작동이
일어나야, 보이는 몸과 보이지 않는
정신과 마음의 성명쌍수性命雙修를
제대로 공부해 체득할 수 있습니다.

즉 대기승출입하는 영혼이합법으로 대기를
모아내고, 운기 조식하여 기 유통을
시켜야만이 생명체를 구성하는 몸과 정신과
마음을 통합적으로 관리 운용하게 되는
것입니다. 그 기반이 대기승출입 호흡입니다.

이는 도의 근원을 올바로 깨닫는 정각도원의
의미로서 자신의 생명체가 어떻게 우주심과
공존하고 나타나고 사라지는지,
그 돌고 도는 법칙을 확연히 알고 체득하기
시작하면 비로소 도원을 정각하게 되는
것입니다.

도의 근원을 정각하지 못하면
천지인 합일 조화는 들어갈 수가 없습니다.

다시 강조하지만, 이 길은 이론이나 논리로
접근이 되는 길이 아닙니다.
오직 심신일여心身一如의 숨쉬기를 통해
우주와 순차적으로 접근하여 합일시키는
법인 것입니다.

그래서 통기법 과정의 기초가 되고
초석이 되는 것은 대기승출입 호흡이고,
이를 통하여 영혼이합법을 익혀 나가야
반드시 도원의 근본을 정각하게 되고
체지하고 체능하는 경계를 넘어설 수
있게 됩니다.

7. 체지체능體智體能 — 합기호흡合氣呼吸

합기호흡을 하면 체지體智의 방법이 변화하고
체득體得의 실체를 알기 시작하게 됩니다.
이는 단순히 다독을 의미하는 것이 아니라
정독을 넘어선 심독을 의미합니다.

체지體智는 우주 삼라만상의 돌고 도는 생명의
신비와 그 법칙에 대한 원리를 스스로
체지體智하게 된다는 의미입니다.

체득體得하여 몸으로 깨우치고,
몸으로 알아차리고 하는 과정에서
체지體智의 경지가 쌓이는 것입니다.

기초, 기반 단계에서는 박학다식이 도움이
되지만 이는 형이하학에서 필요한 것이고,
도문에 들어가기 전에 필요한 것입니다.

하지만 대기승출입 호흡을 통해
도의 문을 열고나면 이때부터는
완전한 형이상학의 공부가 시작됩니다.
그래서 몸으로 체득한 후에
체지를 하게 되는 것입니다.

우주의 신비경과 대자연의 오묘한 법칙
원리가 내 몸에서부터 일어나고
그것을 통해 확연히 알아차리고 하는 상태를
통기법의 체득體得 과정이라 할 수 있습니다.
단순히 몸을 더 부드럽게 하고,
힘을 더 강하게 하는 것이 결코 아닙니다.

대기승출입 호흡으로 영혼이합법을
습득함으로써 인간 생명체의 보이는 부분과
보이지 않는 부분 모두를 함께 공부하게
됩니다.

우주의 일기一氣가 인간의 몸과 접합하며
삼기三氣인 넋얼령의 기운으로 나누어지면서,

삼기 각자의 역할인 얼의 무극대도 역할,
령의 태극능화 역할, 넋의 황극의 만물 창조
역할로 나누어진 것을
대기승출입 호흡과 합기호흡을 통해
완전한 영혼이합법을 습득하면,
무극의 기운이 얼의 마음자리, 태극의 조화와
조율의 기운인 령의 정신 자리에서 역할하고,
넋의 육신 보호와 생명력을 저장하는 기능에
대해 확연히 알아차리고 체득하여 체지하게
되는 것입니다.

또한 그 합일 과정과 이합집산의 원리를
낱낱이 알게 됨으로써 비로소 나의 진아眞我를
알게 되고, 그 앎이 곧 도원의 정각이자
체득을 통한 체지가 됨으로써
정각도원正覺道源 체지체능體智體能 하게 되는
것입니다.

여기까지는 공장 안에서 물건을 만들어내는
과정과 같습니다.

이 과정을 무사히 마치면 이제 이를 활용하고
사용하는 과정이라 볼 수 있는 단계로
승단하게 됩니다.

음양의 기운에 종속된 삶에서
대우주의 음양 기운을 활용하고 이용하는
과정으로 들어가게 되는 것입니다.

8. 선도일화仚道一和 ― 조화호흡調和呼吸

선도일화는 사람과 하늘이 하나 되어
일화一和로서 세상에 존재하는 것을 말합니다.
이는 곧 조화된 세상을 의미하기도 합니다.

상상의 세상이자 다가오는 미래의 세상이라
하기도 하고, 오지 않을 세상이라고도 볼 수
있습니다. 지금까지 한 번도 오지 않았으니
그리할만합니다.

지구촌 인류는 현생 인류 만년 전후에서부터
비약적으로 성장하며 문명이 발달하고
과학, 의학적 혁명 또한 고속 발전하여
지구촌이 이미 하나의 나라처럼 된 지가
오래입니다.

이미 한 나라인 것을, 인간 스스로가
담을 쌓아 아닌 것처럼 살아갈 뿐입니다.

대중문화로 인해 집단으로 윤리·도덕 가치가
정해지고 도리가 결정되어 인간에 의해 과학,
의학, 철학 등 수많은 학계가 만들어졌습니다.

먼 옛날 하나에서 출발한 것이
수없이 분화, 분산하여 발달하다가
현대에 와서 다시 하나로 귀결되며
통합적 학문으로 나타나고 있습니다.

이는 곧 만법이 귀일 되는 흐름이라
볼 수 있습니다. 또한 만법의 근본인 하나는
나 하나의 생명체로부터 시작합니다.

생명 하나의 씨앗, 작은 세포, 더 정밀하게는
소립자까지, 스스로 연구하여 우주 생명의
법리를 체득하는 방법은 숨쉬기를 통한
수련이 유일하다 할 수 있습니다.

수양의 길은 여러 가지가 있지만
가본 사람, 먼저 간 사람을 따라가는 것이
중요합니다.

합기호흡을 한다는 것은 대기승출입하여
심신일여의 참 맛을 얻은 후에
천지 기운, 음양 기운을 스스로 조절, 조율하여
이합집산 할 수 있는 습득을 통하여
완전히 도의 문을 열고 들어선다는
의미입니다.

천기를 모아내고 분산하기도 하는 것이
습득되어 있어야 합니다. 이 습득을 통해
합기호흡의 진의를 알게 되고
선도일화의 실체를 깨닫게 됩니다.

9. 구활창생救活蒼生 ― 기공호흡氣孔呼吸

기공호흡은 우리 생명체의 완성도를
한마디로 표현한 것입니다.

천지 대우주의 법리를 터득한 후에
그 신묘함을 몸으로 체득하고,
더 나아가 신비적 힘인 우주의 오묘한 법리를
구사하는 것까지를 한마디로 표현하면
기공호흡 능력이 있는 것이라 할 수 있습니다.

혹자들이 얘기하는 마음이나 정신으로만
기공호흡이 되는 그런 상태가 아니라
실제로 폐호흡이 멈추고 피부로 숨을 쉬게
되는 단계를 말하는 것입니다.

수도 세계에서는 아무리 얘기해 본들 예나
지금이나 이해하거나 납득하는 사람이 없기에
"이 맛을 나나 알지 누가 알 것인가!" 하고
얘기합니다.

피부로 숨을 쉬기 위해서는 반드시
영혼이합법을 통해 대기와 상통하고 유통해
전신의 기혈을 모두 타통하고,
심心과 신身을 자유자재로 조율하는 공부를
충분히 터득한 후에 비로소 기공의 작동이
일어남을 알게 됩니다.

그 알아차림부터 시작하여 깊이, 꾸준히
용맹정진하면 완전한 피부 숨쉬기가 됩니다.

기공호흡의 완성 단계는 곧 천지인 합일이
자유롭게 될 수 있다는 얘기이고,
천지인 합일하여 조화적 힘인 도력을
활용할 수 있게 됨을 얘기하는 것입니다.

선도주는 곧 수행자가 가야 할 방향에 대한
로드맵을 정돈한 진법문眞法文인 것입니다.
정도로 정진하여 가야 할 길을 순서대로
하나하나 밝힌 것이라 봐야 합니다.

구활창생이라 함은 어려운 사람을
돈으로나 권력으로 행복하게 만들어주거나,
어떤 방편으로 마음을 녹여 행복을 느끼게
하거나, 구활 되어 다음 생에 다시 태어난다는
사술을 행하는 것이 절대 아닙니다.

지난 50여 년간 한낱 심신 수련하는 도장에서
구활창생을 외쳐대고 강조했던 의미가
무엇인지 많은 사람이 궁금해했습니다.

국선도 밝돌법은 수도 세계에 존재하는
산중 수련 비법이 사회에 보급된 것입니다.

사회인들의 심신이 허해지고 마음의 중심이
흐트러지는 경우가 허다하기에,
이도이치병의 원리가 담긴 수련을 통해
육체적, 정신적 건강을 함께 얻고
병도 물리치는 일이 수없이 발생함으로써
현대사회에 널리 보급되어 왔습니다.

나부터 우선 정각도원하고 체지체능한 후에
선도일화로서 구활창생 할 수 있습니다.
자신도 구활하지 못한 채 남을, 주변을
어떻게 구활 할 수 있겠습니까?

또한 올바른 구활이란 생활의 편리함과
안정감을 주는 물질적이자 권력적인 구활은
더욱 아닙니다.

구활은 천지 대자연의 순천적 삶에 올바로
적응하는 그 원리와 방법을 습득하여
스스로 바른 삶을 살아갈 수 있게 하는
공도公道, 공심公心의 정도正道, 정행正行의
구활인 것입니다.

그래서 우리 수련자는 끊임없는 수행을 통해
올바로 구활 할 수 있을 때까지
용맹정진하는 자세를 놓지 말아야 합니다.

국선도 밝돌법에서는 전인적 인간상을 만드는
것을 목적이자 목표라고 얘기합니다.

전인적 인간은 지인용 智仁勇이 고루 조화된
인간상을 얘기합니다. 전인적 인간상은
쉽게 도달되는 것이 아닙니다.

9단계의 숨쉬기를 통해 승단하며 익혀 나가고,
익히고 체득하게 됨으로써 정심시각도행의
바른 인간상으로 거듭나고 더 나아가
우주와 하나 될 수 있는 정각도원 체지체능을
선도일화하여 구활창생하는 실질적이고
실체적인 수련 방법이자 수행법인 것입니다.

누구나 하면 한 만큼 얻어서 더욱 정진하여
더 나은 사람이 되면 됩니다.
신을 숭배하거나 주문을 암송하지도 않습니다.
스스로 체지체득 하면 되는 수련법입니다.

자연 원리에 접근하는 법이 곧 숨쉬기이기에
숨 공부를 체계적이고 올바로 학습하게 하는
과정입니다.

10/

숨과 경락經絡의 관계

수신련성修身煉成 해야 하는 수련자 입장에서
숨과 경락經絡의 밀접한 관계를 이해하려면
먼저 숨과 경락을 다루는 특이한 관점을
잘 이해해야 합니다.

그 관점이란 숨과 경락은 눈에 보이는
형이하학 공부가 아니라 눈에 보이지 않는
형이상학 세계의 공부라는 것입니다.

숨과 경락 모두 보이지 않고 만질 수 없는
무색, 무취, 무형의 것입니다.

따라서 이를 이해하려면 형이상학적 관점이
있어야 접근할 수가 있습니다.

숨은 인간 생명의 근본이자 생명력의
원천입니다. 인간 생명의 탄생은
숨의 시작이요, 인간 생명의 죽음은
숨의 끊어짐입니다. 목숨의 마지막입니다.

숨은 들숨 날숨을 통해 전신으로 산소와
필요한 에너지를 공급합니다.
들숨 날숨의 공기는 육체의 모든 기관에
필요한 산소를 공급합니다.

이때 소립자처럼 아주 작아 눈에 보이지 않는
에너지는 보이지 않는 정신과 마음에
작용하는 원천 에너지로의 역할을 하며
우리 몸에서 작동합니다.

코로 들어간 산소와 입으로 들어간 음식은
몸속에서 혼합되고 작용하여 우리 몸에
필요한 피를 생산하여 육신이 활동할 수

있도록 혈관을 통해 전신 곳곳으로
에너지를 공급합니다.

이때 눈에 보이지 않는 작은 에너지(전기에너지)
역시 피가 흐르는 곳, 신경이 흐르는 곳까지
모두 빠지지 않고 전신에 고루 퍼집니다.

에너지 기운은 전기電氣와 같습니다.
동방에서는 이를 통칭해 기氣라고 표현합니다.

공기와 음식, 전신을 통해 만들어지는 기운은
하단전에 저장되고, 기운인 이 전기에너지는
기운의 흐름을 통해서 세포 안의 저장소인
미토콘드리아 (인체의 약 40조개 세포 안에 약 1,000조
개의 미토콘드리아가 존재한다.) 충전소에 공급됩니다.

몸속 모든 세포가 제각기 원활하게
세포 활동을 할 수 있게 하는
생명 활동력을 보장하는 전기에너지를
공급하는 것입니다.

기氣는 어떤 관을 통해 흐르는 것이 아니라
기氣 자체에 흐름이 존재합니다.
기氣는 그냥 흐르는 것입니다.
이러한 기氣의 흐름을 후에 경락經絡이라
지칭하게 되었습니다.

혈류는 혈관이라는 관을 통해서 흐릅니다.
신경선神經線도 마찬가지입니다.

전기는 외피와 내피가 있는 전선으로
전류가 흐릅니다. 하지만 우리 몸속의 전류는
전선처럼 내피, 외피가 없습니다.
그냥 전류만 흐릅니다.

우주 공간 모두 마찬가지로 전류(기운)는
흐르지만 전선은 없습니다. 혈관이나
신경관처럼 그 흐름이 눈에 보이지 않습니다.

쉽게 말해서 우리 몸 전신에 안개 같은 것이
길고 짧게, 굵고 가늘게 흐르고 있다고
보면 됩니다.

경락은 고대부터 수천 년 동안 전해져 왔지만,
눈에 보이지 않아 실증 과학에 기반한 서구식
현대 의학계에서 인정받지 못해 왔습니다.
이제서야 조금씩 체험되고, 논증과 검증의
연구가 진행되고 있습니다.

하지만 경락의 기원이자 원리의 뿌리라고
할 수 있는 수련에 대해서는 그 이해와 보급이
매우 미비하고, 오히려 퇴보해 오고 있던 것이
현실입니다.

수련계에서는 수신련성修身煉成의 수행을
갈고 닦는 과정에서 몸속에 기의 흐름이
있다는 것을 오래전부터 알아냈고,
기의 역할과 작동 원리에 대해 이해하고
일신상에 엄연히 존재하는 이 현상을
경맥經脈, 락맥絡脈이라고 해왔습니다.

경맥은 백두대간과 같은 근간이고
락맥은 대간에서 흘러나와 뻗은 지류라
할 수 있습니다.

인간의 몸은 기립하여 생활하는
상두하족上頭下足의 형상이기에
경맥은 세로가 주主고,
락맥은 가로가 주主인 형태를 띱니다.

다시 밝히지만, 모든 생명체는 분명히
보이지 않는 것이 작동하여 보이는 것을
움직이는 구조로 되어 있습니다.
이것이 인간 생명체의 실체입니다.

이런 원칙이 존재하기에 피가 골고루
잘 흐르기 위해서는 기운이 먼저 골고루
잘 흘러야 합니다.

신경이 골고루 잘 작동하기 위해서는
기운이 우선 작동해야 합니다.

수천 년 전부터 전해져 내려온,
동방의 의서醫書의 뿌리라 할 수 있는
〈황제내경〉에서도 경락을
생명 존재의 근본이라 하였고,

병이 들어오는 통로이자 병을 막아내고
병마를 물리치는 역할을 한다고 하였습니다.

무병하고 장수하려면 경락의 활동이
정상적이어야 인체 모든 기관이
정상화될 수 있습니다.

기가 운행하는 통로의 역할은
곧 육체의 크고 작은 기관 각각에
알맞게 전기를 공급하는 것입니다.

전기는 곧 생명력인 것입니다.
작은 세포에서부터 심장, 폐 같은 기관과
근육, 근골에 이르기까지
생명의 전기를 공급하는 것이
이 기운氣運인 것입니다.

경락은 기운 자체가 작동한 것이라 했습니다.
그리고 이 기운은 어떤 관이나 통로로
지나가는 것이 아닙니다.

"기운의 흐름이 이렇더라, 이런 방향으로
흘러간다, 저런 방향으로 흘러간다." 하며
밝혀내기 시작한 것을 경락이라 통칭하고,
그 하나하나의 독특한 흐름이 있는 것을
발견하게 된 것입니다.

인체에는 12개의 큰 흐름인 경맥이 존재하고
거기에서 여러 방향으로 락맥이 흐르는데,
365개의 흐름이 생겨 이 경맥과 락맥의
교차점을 활용하면 경맥과 락맥에
자극을 줄 수 있다는 것이 발견된 것입니다.

이를 혈점血點이라 하고, 혈점을 이용해
치료하고 치유하는 데 활용하게 된 것입니다.

우리 몸에는 눈에 보이는 장臟과 부腑로
존재하는 오장五臟 오부五腑가 있고,
눈에 보이지는 않지만 존재하고 있는
일장一臟 일부一腑가 존재합니다.

그 일장一臟 일부一腑는 장臟으로 분류되는
심포心包와 부腑로 분류할 수 있는
삼초三焦입니다.

눈에 보이고 만질 수 있는 장부가 아니므로
장이나 부라 할 수 없지만
이렇게 분류하여 씁니다.

심포心包와 삼초三焦의 보이지 않는 작용은
신체의 내부를 다스리는 영기營氣와
내·외부를 관리하는 위기衛氣가 있어
하단전의 기운 저장탱크에서부터 솟구치는
에너지를 전신에 골고루 보내주고 제어하며
관리합니다.

심포 에너지가 주관하는 것은
마음과 정신에 관한 것입니다.

삼초 에너지는 오장五臟 오부五腑 모든 장부에
하단전의 에너지를 공급하여 전신으로
흐르도록 하는 것을 주관합니다.

이런 관계가 있어 육장六臟 육부六腑라
하는 것입니다. 육장六臟 육부六腑가 있어
각각이 기능하기 때문에 우리 신체는
살아있는 생명체로서 활동할 수가 있습니다.

육장 육부가 살아있게 에너지를 전달하고,
문제를 막아내거나 혹은 문제를 일으키기도
하는 에너지 생명선이 육장 육부 각각에
연결되어 있어 이를 12 경락經絡이라 합니다.

12 경락은 양손, 양발 끝까지 흐르고,
표피와 연결되어 기운이 몸 밖으로 나가기도
하고 몸 밖의 기운이 안으로 들어오기도
하면서 내기內氣와 외기外氣가 상통하게 됩니다.

각 장과 부로 연결되어 12개 경락이고,
피부와 연결되었기에 각 장부와 손발이
대기와 상통하는 것입니다.

이러한 기운의 흐름으로 인해
안에서 생긴 지병을 밖으로 내칠 수도 있고,

밖에서 병마가 들어오기도 합니다.

각 장부와 연결된 12 경락은 기본적으로
변하지 않는 정당하고 정확한 경락입니다.
12 경락 상에는 수많은 경혈이 존재하는데
그 수가 360여 개에 달합니다.

12 경락과 365 혈을 기본으로 하지만
아직도 밝히지 못한 경혈이 수많이
존재한다고 봐야 합니다.

인간 생명체에는 이렇게 기본이 되는 경락이
존재하지만, 유사시에 기본 경락을 지원하고
보호하는 역할을 하기 위해 특수하게
존재하는 기경팔맥奇經八脈이 있습니다.
이는 8개의 기이한 기운의 흐름을 만들어
생명체를 보호합니다.

이 기이한 팔맥은 중심이 되는
임맥任脈과 독맥督脈을 빼고는
6개 기경 모두 시작과 끝의 혈점밖에 없습니다.

중간에 들어오거나 나가는 길이
없는 것입니다.

예부터 수신을 깊이 하게 되면 작동하여
더욱 깊은 세계로 들어갈 수 있게 하는
역할로 알려진 것이 기경팔맥奇經八脈이고,
스스로 작동하기보다 12 경락이 작동할 때
허虛와 실實을 보완하며 조화롭게 하는
역할을 하여 신기한 경혈이라 불립니다.

도시를 가로지르는 도로 중에서 복잡한
지역에 비상용이나 특수 목적으로 특정 구간
사이만 직행하는 도로들이 있는데,
우리 몸속에도 매우 복잡하고 다양하게
길들이 존재하기에 이처럼 비상 도로가
필요하게 된 것일지도 모릅니다.

도시마다 크고 작은 도로 모두와 연결되는
중심 도로가 존재하듯이 기경팔맥 중에서도
가장 크고 중요한 혈맥인 임맥任脈과 독맥督脈이
그런 중심 도로의 역할을 합니다.

그래서 수도 세계에서는 이 임독맥任督脈
양맥을 유통하고 타통시키지 않고서는
수도의 깊은 세계나 차원계로 넘나들 수
없다고 전해져 온 것입니다.

이 두 맥을 유통하고 타통시키는 방법에 대해
동방에서는 여러 수련 문파마다 다양하게
수행법들이 개발되고 전수되어 왔습니다.

아주 오랜 옛날부터 상승 대법을 수행해 온
수행자들에 의해 이렇게 경락의 비밀이
밝혀지고 전해져 온 것입니다.

기경팔맥이나 12 경맥 모두
보이지 않는 기氣의 현상이며,
그 현상이 작동하는 원리와 법칙이
사람에게 비추어져 알려지게 된 것입니다.

이 원리와 법칙은 황제내경이라는 종합
의술서를 출발로 수천 년간 동방 의학에서
전해져 발달해 왔습니다.

그럼, 이 기氣는 어디에서, 어떤 원리로
인체 내에서 유주流注하는지 살펴봅시다.

인체 내에서 기氣가 저장되는 곳은
우리 몸에서 하단전下丹田이라고 하는
하복부입니다.

우주 에너지가 인간의 하복부에 저장되어
생명이 다할 때까지 활용되고 쓰이는
것입니다.

그 기운을 다시 채우고 충만하게 하는
특수한 방법을 산중 수도인들이 오랫동안
수양을 통해 발견하고 체계화하여
전해왔습니다.

하복부가 기운의 저장을 담당하고
뿌리 역할을 한다고 하여 하복부의
특정 위치를 통칭해 하단전下丹田이라 합니다.

동방에서는 하단전 호흡을 해야 한다는 것이
여러 종류의 양생법 책자와 사람들 사이에서
아주 오래전부터 알려져 왔습니다. 그만큼
널리 전해져 내려온 이야기라는 것을 알 수
있습니다.

하지만 세월이 지나 오늘날의 상황을 보면,
많은 수행 단체에 단전호흡은 퍼져 있지만
경락의 원리와 공부 방법은 오히려 사라진
것을 볼 수 있습니다.
의술계에서만 조금씩 알려져 발전해 왔고
수련계에는 미세하게만 남아 있습니다.

그런 상황으로 인해 수련 문화에서 그 내용이
빠지거나 축소되는 기현상이 나타난 것입니다.
수련의 중요 요소에 경락 공부가 있는데
퇴보해 있는 상황을 부정할 수가 없습니다.

김치라는 음식은 중국과 일본에서도 알고,
주식은 아니나 언제든 필요하면 먹을 수 있는
음식입니다.

그런데 우리나라는 김치에 들어가는 재료나
레시피를 밝히고 홍보하는 데에 일본이나
중국의 눈치를 보지 않습니다.
당당하게 우리 것이라고 밝힙니다.

이와 마찬가지로, 중국의 중의中醫, 일본의
동의東醫와 유사하다고 하여 한의韓醫의
운기 경락설 법리를 얘기 못 할 이유가
없습니다.

또한 의학 용어라 해서 수련자가
당당히 밝히지 못할 이유도 없습니다.

깊이 들어가면 경락의 원천은 수련한
선인들에 의해 밝혀진 것이니 말입니다.

국선도 밝돌법의 정기신精氣神 넋얼령과
삼단전三丹田, 경락經絡 모두 우리 고유의
법언이자 비결입니다.

병고에 시달리는 세상 사람들이 안타까워
창민, 창생의 입장에서 선인들이 인연 닿는
세인에게 알려주며 전수된 것입니다.

경락의 존재는 천지인 삼합의 수련 과정에서
당연히 나타나고 드러나게 된 것이며,
그 신비한 원리와 법칙을 밝게 알아내고
밝힘으로써 널리 인간에게 이롭게 활용하게
된 것입니다.

동양의 고전 의학서인 황제내경에도
경락의 중요성이 무수히 강조되고 있고,
동방 의학의 근간이 되고 있습니다.

경락이 선법에서 나온 것임을 알고
당당하고 자신 있게 받아들여 수련에
임해야 합니다.

그간 단전호흡은 집중적으로 지도하면서,
단전호흡 단계 이후 경락을 유통하는 과정은

대부분 간과하여 지나치고 소홀히 다루기
일쑤였습니다.

이는 매우 중요한 수행법이 결여되는
것입니다. 단전호흡은 경락 유통을 하기 위한
호흡 단계임을 알아야 합니다.

때가 되면 임독맥 유통, 12경 유통,
14경과 365경락 유통을 하게 되어 있는데,
이를 소홀히 하고 지나치고 있는 것입니다.

하단전 기운은 상초上焦, 중초中焦, 하초下焦의
형태로 신체에서 기능하고 있고,
그 작용이 드러납니다.

그래서 온몸을 두루두루 돌고 도는
12경락 기운은 그 태동이 삼초三焦의
기운으로 시작하여, 12정경맥 중
폐경맥에서부터 순차적으로 돌아갑니다.

이 과정에서 365 혈과 밝혀지지 않은
수많은 지류인 모세 경락까지 모두 연결되어
순환하고 유통하는 흐름을 만들어냅니다.

하단전의 내공을 기르면, 우리 몸에서
기본 역할을 하는 12 정경 고속도로가
줄어들거나 과다하여 조화에 문제가 생길 때
천지기天地氣의 단기丹氣가 모여 기혈에
문제가 된 것을 정상화하는 기경팔맥 힘이
발휘됩니다.

한마디로 홍수가 나면 댐의 역할을 하고,
가뭄이 들면 단비의 역할을 하는 것입니다.

그래서 하단전 숨쉬기는 12 경락과 전신의
365 혈 및 미세 경락까지 기氣를 순환시키는
원천이고, 더 나아가 숨쉬기를 통해
기경팔맥을 성숙시켜 순환 유통하게 함으로써
사람의 생명체를 더욱 강화하고 완성도를
높일 수 있는 근간이 됩니다.

침으로나 약으로 12 경락을 유통시킨다해도
수련하여 타통하는 것과는 다른 결과가
나오는데, 그 모습에는 다음 두 가지가
있습니다.

첫째는 태생적으로 흐름을 갖추고 태어난
사람들의 모습입니다. 하지만 이들을 겉에서
볼 때는 마치 순환시키는 것 같지만,
수련으로 타통하는 것과는 다릅니다.

수련으로 타통하는 것은 기본적으로 하단전
기운이 근본부터 움직여 운기되는 것이기에
그 차이는 비교할 수가 없습니다.
겉모습이 유사하다 하여 속까지 같을 수는
없는 것입니다.

둘째, 임독맥을 열어놓은 후에 타통하는 것과
열기 전에 타통하는 것에는 천지 차이가
있습니다. 마르지 않는 저수지에 호스를
연결하여 마음껏 물을 쓰는 것과
바가지 속의 물 만을 사용하는 것과는

많은 차이가 나는 것처럼 말입니다.
그래서 수련 초기에서부터 임독맥을 열어놓는
수련을 점진적으로 하는 것입니다.

원기 행공법에서는 12 자세를 1년으로 보고
30년의 공부를 하게 되는데, 이를 30년으로도
볼 수 있지만 24시간으로 볼 수 있습니다.

12 경맥의 기운이 폐경맥에서부터 시작해서
순서대로 24시간 동안 유주하고 순행하듯이,
행공을 통해 더 잘 유주하게 하고 막힌 곳을
뚫어주고 유통시켜 잘 순환하게끔 하는
것입니다.

우리 몸속에서 12 경맥이 스스로 매일
24시간에 걸쳐 순서대로 유주하는데,
그 스스로 유주하는 12 경락의 흐름과
유사하게 만들어 기경팔맥과 12 경락 모두
12 자세를 순차적으로 행공할 때마다
원활하게 기운이 작동하도록 하는 것이
원기행공법인 것입니다.

이렇게 다양한 자세의 조합만으로도
기운을 유통하고 정상화하는 원리를 밝혔으니
참으로 현묘한 법수라 할 수 있습니다.

매일 원기 행공을 한다는 것은 우리 몸에
병마가 들어오는 것을 막아내는 것이고,
우리 생명을 존재하게 하면서도 동시에
생명을 존재하지 못하게도 할 수 있는
생명의 근간인 12 경락을 매일 유통시키며
수련하는 것을 의미합니다.

심법으로 30년 삶의 여정 동안 얻어지는
지혜로움도 있겠지만, 신법을 통해 기본이
되는 생명력을 향상하고, 저차원에서
고차원으로 차원의 패러다임을 달리하는
신체로 전환하는 공부를 체득하게 됩니다.

중기의 50 토 단전행공법을 습득한 후,
23 자세의 건곤 단전행공법을 습득하고,
그 후 하늘의 원기와 접속할 수 있는
원기의 360 단전행공법을 수련하는데,

밝돌법 행공은 이렇게 점진적 단계로
심신의 완성도를 높이는 극한의 수련법이자
상승대법입니다.

정돈해서 얘기하자면 숨과 경락은
둘이 아니고 하나입니다.

현대 의학에서 오는 경락에 대한 선입견이나
오해, 수련자들의 편협한 생각으로는 경락을
제대로 이해할 수가 없습니다.

경락의 유통 없이는 차원계를 넘나드는 것은
불가능합니다. 즉, 경락 유통 없이 참 건강을
갖춘다는 것은 불가능한 것입니다.

수련의 핵심은 숨쉬기와 경락입니다.
이를 기본으로 높은 단계의 수신련성으로
들어갈 수 있습니다.

숨쉬기를 발달시켜 승단하는 과정에서
심리적 변화가 반드시 오게 되어 있는데,

그 발달 과정을 정심正心, 정시正視, 정각正覺,
정도正道, 정행正行이라고 합니다.

그리고 이를 이행하는 과정을
정각도원正覺道源, 체지체능體智體能,
선도일화仙道一和, 구활창생救活蒼生이라고
한 것입니다.

훈의 오정五正과 선도주 모두 선의 비문이라는
것을 깨우쳐야 합니다. 그저 좋은말, 귀감이
되는 말을 만들어낸 것이 아닙니다.

숨과 경락의 관계가 이러한 이유로,
심신을 수련하고 합일하는 수행의 과정 역시
그만큼 밀접하게 점진적으로 발전할 수밖에
없었다는 당위성이 나옵니다.

단전호흡을 하며 50 자세의 중앙오십토
단전행공을 하게 되면 몸의 중요 기관인
육장 육부 기관들의 부조화가 조화롭게
바뀌면서 정상화되기 시작합니다.

숨쉬기와 겸해서 특수한 자세들을 수련하는
행공을 하기만 해도 조화와 균형을 찾을 수
있다는 얘기입니다.

하지만 여기서 더 깊고 높은 수행으로
접어들려면 정말 진실되고 순수하게
수행에 몰입해야 합니다.
그러면 그 효과는 더욱 깊어질 것입니다.

반대로 건성으로, 사심으로, 의심과 불만을
품고 수련한다면 그 효과는 줄어들 수밖에
없는 것이 자명합니다.

단전호흡을 익힌 후에 오십토 단법을
수련하고, 이를 충분히 숙성시키면
단전호흡이 흡지호지 호흡으로 발달하여
흡지호지 호흡을 하면서 오십토 단법을
수행하게 됩니다.

점차 몸속에서 어떤 힘을 느끼게 되고,

뭔지 모르는 감각에 대한 감응이 일어나기
시작합니다. 그런데 이는 모두 기분 좋은
감응입니다. 불쾌하거나 찌뿌둥한 감응이
아닙니다.

흡지와 호지에 대한 감각을
충분히 숙성시킨 후에는
건곤 행법의 23 자세를 익혀
흡지호지하게 되고, 잘되기 시작하면
숨이 조식호흡으로 발전하기 시작합니다.

조식호흡과 함께 하늘과 땅의 현묘한
건곤 23 자세를 익히면서 숙성시키다보면,
인체 내 경락들이 전반적으로 감응하기
시작하고 기이한 팔맥 중에서도
임맥과 독맥 양맥이 두드러지게 감응합니다.

그래서 이때부터는 스스로의 의지로
임독맥의 흐름을 타기도 하고
관장하기도 하는 수행을 겸하게 됩니다.

조식호흡부터는 본격적으로 기경팔맥과
12 정경맥 및 모든 중요 혈이 감응하고,
자신도 잘 모르지만 작동하기 시작하여
신체가 전반적으로 조금씩 다른 차원으로
변모하고 있다는 것을 감지하게 됩니다.

조식호흡이 자연호흡으로 승화하면
천天의 원기의 360 행공을 자연호흡과
화기호흡을 병행하여 12 자세씩
30회 수련하게 됩니다.

그 과정에서 인체의 전신을 커버하는
12 경락과 360여 개 혈들의 순환이
원활해지고 막힌 곳은 뚫리기 시작합니다.

조식호흡의 상태에서부터 익혀온 임독맥
유통을 지속하게 되고, 자연호흡을 하는 동안
유통이 더욱 강화되어 전신의 경락이 매우
원활하게 활동적으로 순행하게 됩니다.

왜냐하면 모든 경락은 중추이자 대류 정맥인
임독맥으로부터 흐름을 공급받게 되어 있기
때문에 임독맥이 원활할수록 모든 경락도
함께 더욱 원활히 순행하게 되는 것입니다.

자연호흡에서 화기호흡으로 발전하는 사이
경락이 유통하고 감응 깊이가 달라짐에 따라
신체의 구조와 원리, 내 생명체와 우주 정신의
유대 관계에 대해서도 절로 눈을 뜨게 됩니다.

그렇게 우주관과 인생관의 가치가 완전히
안착하고 삶의 길, 정각의 길을 스스로
알아차리게 되는 신묘한 작용이 몸 안에서
절로 일어나는 것을 감지하게 됩니다.

이때 스스로가 의지를 가지고 더욱 깊고
진실되게 받아들인다면 깊이가 더해지게
될 것입니다.

숨쉬기와 경락의 관계를 다시 설명하자면
결국 인간의 숨쉬기는 기를 받아들이는
작동 방법이고, 이 기운을 전신으로 흐르도록
하는 것을 경락이라고 하는 것입니다.

고로 숨과 경락은 둘이 아니고 하나이지만
그 작용 범위와 역할이 조금 다른 것입니다.

그렇기에 수행을 할 때 반드시 숨과 경락의
흐름이 병행할 수밖에 없는 것이 필연이고,
심신을 점진적으로 발달시키는 수련에서는
반드시 이 둘을 병행하여 수련해야 하는
것입니다.

단전호흡 과정을 거친 후 흡지호지 호흡,
조식호흡, 자연호흡, 화기호흡 과정을
거치면서 신체는 점차 모든 경락이 원활하게
순행하여 모든 혈관과 신경관이 정상화됩니다.
그렇게 생명체를 구성하는 모든 기관이
변모하고 강화됩니다.

또한 숨쉬기의 현묘한 원리가 내 몸에
적용됨으로써 알게 모르게 심리적 변화가
생기면서, 우주관, 인생관이 바로 서고,
바른 마음, 바른 시각, 바른 깨침, 바른길,
바른 행동을 스스로 하게 됩니다.
이것이 숨과 경락의 관계이자 결과물입니다.

하지만 이런 기감을 느끼고 순환에 대해
약간 감지하는 정도로는 아직 기에 대한,
우리 생명체에 대한 완전한 체득이
되었다고는 할 수 없습니다.

정각도의 과정을 마친 후에는 본격적으로
기운을 유통하고 타통해야 하는 큰 공부가
기다리고 있습니다.

이를 통기법 과정이라 합니다.
통기법은 기본적으로 정각의 길에 대한
체득이 없이는 갈 수가 없습니다.

스스로가 체득하지 않고 말이나 글로서는
가기가 매우 어려운 길이라는 것임을
미리 밝혀두는 바입니다.

그러므로 정각도의 기초 기반을 잘 닦는 것은
수행의 매우 중요한 초석이 됩니다.

정각의 길을 올바르게 숙성시키고,
완전히 습득해야만 통기의 법인
대기승출입 호흡법과 영혼이합법을
비로소 수련할 수 있게 되고,
공부할 수 있게 됩니다.

11/

국선도 밝돌법의 기화법

국선도 밝돌법에서 입문이란
천지 대자연의 지고지명한 도리와 법리를
체득하고 체지 할 수 있는 도리와 법리를
단학丹學의 원리와 기학氣學의 법칙을 가지고
접근하여 입문하는 것이라 볼 수 있습니다.

단학丹學은 우주 대자연의 만물이 생生하고
성成하고 멸滅하는 법칙을 공부하는 것이고,
기학氣學은 우주 대자연의 만물이 변화하고
순환하는 법칙을 공부하는 것입니다.

밝돌법에서의 내공법은 단학의 원리에 중심을
두고 공부하여 성숙하게 하는 법리이고,
외공법은 기학에 원리를 두고 공부하여
성숙하게 하는 법리이기 때문에
기화법氣化法이라고 합니다.

기화법氣化法은 기의 운용의 법칙과 변화의
원리를 공부하는 기학으로서 몸으로 체득하여
운영하는 법입니다.

국선도 밝돌법의 골수와 종지의 정수를
얘기하면서 기화법을 얘기하지 않는다면
점 하나가 빠진 글이 될 수가 있어 기화법에
대한 원리와 이치를 간단히 설명해 보고자
합니다.

세상에는 이미 국선도 기화법의 이름으로
그 형태와 수가 다양하게 나와 있는데,
실제는 그와 한점 다를 수밖에 없는 것임에
마지못해 다루는 것이라 해도 과언이
아닙니다.

예부터 사람들은 내적 수련을 내공內功
수련이라 하고 외적 수련을 외공外功 수련이라
했습니다. 공功이란 하늘과 땅을 연결하는
힘을 기르는 것이라 할 수 있습니다.

내적으로 하늘과 땅을 연결하고 합체하는 법,
외적으로 하늘과 땅을 연결하는 법,
이를 각각 내공법內功法, 외공법外功法이라
하는 것입니다.

국선도 밝돌법은 숨쉬기를 통해 천지인
합일법을 수련하여 합일하는 것이므로
숨은 기운의 본체인자 뿌리입니다.

들숨 날숨의 율려 운동을 통해 숨결이 생기고,
숨결은 숨통이 트이게 하고,
숨통이 트임으로써 숨길이 열립니다.

숨길이 열리면 이를 여러 형태로 변화시키는
법을 익힐 수 있게 됩니다. 이 변화시킬 수
있는 법을 기화법氣化法이라 합니다.

기화법氣化法은 한마디로 내 안에 있는 기운을
천변 만변 변화무쌍하게 변화시키는 방법을
말합니다.

국선도 기화법을 익히기 위해서는 기본적으로
숨길이 열리고, 온몸에 퍼져 있는 12 경락을
운행할 줄 알아야 합니다.

기경팔맥을 운행하여 적재적소에 활용하는
법을 익히는 점혈법點穴法이자 혈타법穴打法이라
할 수 있습니다.

숨이 깊어지고 대기승출입 숨을 할 수 있는
경지가 되면 기화법 또한 한 차원 높고 깊은
차원으로 들어가게 됩니다.

또한 그 형形과 수手에 있어서도
온몸의 기의 흐름에 역행되지 않게
경락의 흐름과 상생적인 자세로
형形이 되고 수手가 이루어집니다.

모든 기혈 타점은 상생相生과 활생活生에
중점을 두고 있지만, 부득이한 경우는
사혈과 상극혈로 타점을 삼아 제압하거나
기운의 흐름을 엉키게 하거나 흩어지게 하여
큰 타격을 주기도 합니다.

모든 장부는 기운에 의해 움직이므로
장부에 큰 내상을 입힐 수가 있습니다.
외상과 내상은 그 깊이가 많이 다르므로
생명과 직결됩니다.

또한 치료 과정이나 방법은 차이가
현저히 나므로 내공법은 올바른 정신이
깃들지 않아서는 수행할 수도 없고
지도해서도 안 됩니다.

손발의 움직임 또한 점혈법을 익힌 후
혈타법을 운행하는데 있어 움직임에
군더더기가 없어야 합니다.

가장 직선적이기도 하고,
회전력으로 혈타법을 실행하기 때문에
짧은 시간에 가장 빠르게 시전해야 합니다.

불필요하게 허공에서 낭비하는 자세가
없습니다. 단순하고 단결하게 깔끔하게 구성된
형과 수입니다. 자세가 멋있고 우아하게
보이도록 발달한 동작이 아니라는 소리입니다.

기화법의 크고 작은 법리를 잘 알고 배우고
익혀야만 온전한 기화법을 체득할 수가
있습니다.

세계 곳곳에는 지역별로 시대별로 자신을
방어하는 목적으로나 조직이나 단체를 공격
또는 방어하기 위한 무술이 발달해 왔습니다.

특히 동방에는 숨쉬기를 통한 외공법이
널리 전수되어 갖가지 종류의 무술이
전수되고 발달되어 전해오고 있습니다.

모든 무술에는 저마다 음률이 존재합니다.
동정動靜의 리듬이 존재한다는 것입니다.
이는 곧 악보와 같다고 할 수 있습니다.

노래에는 가사가 있고 악보가 있습니다.
노랫말이 같아도 곡이 다르면
다른 노래가 됩니다.

각기 자신만이 가진 고유한 악보가 존재하고
그 악보에 걸맞은 글귀가 존재하여 작사가
되는 것처럼 무술 단체마다 고유의 작사,
작곡이 있게 마련입니다.

무술을 전수한다는 것은 전수되어온
고유한 작사와 작곡을 전수하는 것입니다.

똑같은 글귀도 다른 음률대로 부른다면
어떨까요? 이는 마치 누구나 다 아는 아리랑
노래의 가사를 애국가 멜로디에 맞춰 부르고
애국가 글귀를 아리랑 곡에 맞추어 부르는
격이 되어버리는 것입니다.

무술을 전수함에 있어서 중요한 것은
한 동작 한 동작의 형태를 전수하는
형形만을 전수하는 것이 아니라,
형形이 모여 하나의 흐름이 완성이 된
수手를 전수해야 한다는 것입니다.

하지만 수를 전수함에 있어
그 단순한 연결된 자세만을 가지고는
음률을 전수하기 어렵습니다.

그래서 무술에서는 항상 정통적으로 전수받은
원로의 시범이나 스승의 시범이 중요합니다.
그 시범을 통해 음률을 알아볼 수 있고,
그 시범 속에서 온전히 전수되는 것입니다.

단순히 힘이 세고 형形과 수手를 특별히 많이
안다고 전수자가 되고 고수가 되는 것은
아닙니다.

그래서 예부터 무술단체에서는
원로의 시범이 항상 있어왔습니다.

이는 오래도록 전수되어온 음률의 기복
동정을 알려주고 가르치는 모습입니다.

국선도 밝돌법의 기화법 또한 마찬가지입니다.
아무리 특수한 숨쉬기를 통해 수행하고
기화하는 법이라 할지라도 사람이 수련하는
데는 여느 일반 무술과 다를 바 없습니다.

국선 기화법에도 기복 동정이 존재합니다.
언제 일어나고 언제 낮추고 언제 빠르게
움직이고 언제 천천히 움직이는지 그 음률이
존재합니다. 이는 작곡에 해당하는 음률입니다.
이 음률에 맞추어 여러 형태의 수가
존재합니다.
기화본법氣化本法의 음률,
기화용법氣化用法의 음률,
기화생법氣化生法의 음률,
기화활법氣化活法의 음률 등
기화법의 여러 법수에 따라 음률이 다르고
다른 음률에 다른 작사가 되어 하나로
조화를 이룹니다.

한마디로 기화법의 큰 틀에 따라 한 종류의
음률에 여러가지 형이 연결되어 여러 수가
발휘되는 것입니다.

여러 수는 하나의 본법, 용법 등으로 분류되어
각기 다른 노래로 변화합니다.

국선도 밝돌법의 기화법은 또한 여러 악기를
활용합니다.(무기술법)
다른 악기를 다룰 때마다 음률이 변화하고
악보가 변화합니다.

악보가 다르면 다른 노래로 들립니다.
사람마다 다른 노래를 하고 있는 격입니다.
작사가 같다고 하나의 노래로 들릴 수
없습니다.

작사와 작곡이 같아야 합창도 할 수 있고
독창도 할 수 있어 오랜 세월이 지나도록 같은
노래를 전수할 수 있는 것입니다.

음률에는 음표가 있어 기복 동정을
표시합니다.
기화법에는 이 음률을 숨쉬기로 표현합니다.
들숨과 날숨, 그리고 들숨하고 멈추고 내쉬는
순간순간을 활용하여 기복 동정을
만들어냅니다.

흡할 때, 흡지할 때, 호할 때, 호지할 때
모두 동정이 다르고 국선 기화법만의
특징이 존재합니다.

국선도 내공수련과 외공수련을 한마디로 하면
외공 기화법을 총으로, 총알을 내공이라
볼 수 있습니다.
총도 중요하지만 총알은 더욱 중요합니다.

특수하게 만든 총에 종이탄이나 밀가루
반죽으로 만들어진 총알이 무슨 의미가
있을까요?
외공 수련인 국선 기화법은 반드시
내공이 갖추어져야 합니다.

숨을 통해 숨길이 열린 후,
숨길을 가지고 기화하는 법을 배우고 익혀야
하는 것이 원칙입니다.

특수한 형과 수만 안다고 그것이 국선
기화법이 될 수는 없습니다.

이는 오케스트라와 같은 대규모 음악을
단순히 풍금 하나로 치고 있는 격이고
웅장하고 깊은 감명을 줄 수 있는 노래를
단순히 흥얼거리는 음치와 같은 격이 되어
버립니다.

총알도 총도 모두 격에 맞게 발달하여 조화가
이루어져야 합니다. 특히 국선 기화법은
내공이 갖추지 못하면 숨길이 열리지 않아
원리와 이치를 알아채기가 어렵습니다.

겉으로 보이는 형태만 가지고 온전하게
전수될 수도 없고 제대로 하기도 어렵습니다.

그 안에 흐르는 기복 동정의 숨길을 알아채고
체득해야 온전한 기화법이 될 수 있는
것입니다.

모든 법에는 안과 밖이 있고 본법과 별법이
존재하고, 그 속에 특수한 비법 또한 존재하게
되어 있습니다.

하지만 그 형태만 가지고는 절대로 그 속성을
이해하거나 체득할 수가 없기 때문에
청산 사부님은 항상
"급하게 기화법을 외워서 익히거나,
숨길이 트이지 않은 상태에서 아무리 해봐야
종이 짝 같은 몸으로 실행할 수도 없다.
내공 수련이 깊어지면 절로 알게 되어
원리와 이치를 터득하게 되니
서두를 필요 없다."고 하셨습니다.

동작의 형과 수만으로 마치 특별한 것을
안다고 이것이 국선 기화법이라 착각하여

자만해서는 기화의 원리와 이치에는
다가갈 수 없습니다.

국선도 밝돌법은 내공수련인 천지인 합일법과
기의 변화를 활용하는 기화법을 병행하는
것이 온전한 수련법이라 볼 수 있지만 각각이
온전하게 배우고 익히는 것이 더욱
중요합니다.

온전하고 성숙한 내공 수행을 통해 숨길을
스스로 체득하면 비로소 외공 기화법을
배울 수 있는 바탕이 됩니다.

현대사회처럼 일상이 항상 바쁘고 생각을
고도로 해야 하는 생활에서는
외공 기화법 수련보다 백배 천배 내공
수행법인 숨쉬기 법이 더욱 절실하게 필요한
환경이라는 것을 잊어서는 안 됩니다.

그래서 국선도 밝돌법 본원에서는 내공
수행법에 중심을 두고 전수보급하고 있습니다.

이는 청산 사부님의 뜻이기도 하고,
청산 사부님께서 본원의 지도 방침으로
정하여 전수 보급해 오셨던 것처럼
그대로 해오고 있는 것입니다.

국선도 밝돌법 기화법을 단순히 무술을
익히듯이 혹은 여러 무술 중에
하나 더 익히듯이 동작을 배우는 것은
아무 의미가 없을뿐더러 온전한 기화법이
될 수 없다는 것을 배우는 사람이나 가르치는
사람이나 놓쳐서는 안 된다는 이야기를
하는 것입니다.

내공 수련에 대한 참인식이 널리 뿌리내리고
국선도의 오도덕 육륜의 덕목이 실행되고
일화통일의 개전일여관 철리를 올바로 알아
덕력을 겸비하고 도력이 바탕이 되는
좀더 성숙한 수련자가 많아지면
청산 사부님의 바람대로 자연스럽게
국선도 밝돌법 본원에서 기화법의 실체와
진수는 널리 전수될 수 있다고 생각합니다.

12/

변화와 변고

숨쉬기 수련을 지속하다 보면
심신에 변화가 나타납니다.
이때 올바르고 정상적인 것을 변화라 하고,
그릇되고 비정상적이면 변고라 합니다.

숨쉬기는 만질 수도 볼 수도 없는 공부이기에
오직 정신과 마음으로, 감각으로 느끼고
깨우치며 가야 하는 공부입니다.
그렇다 보니 숨쉬기란 누구나 할 수 있고,
하면 되는 공부이지만 누구에게나 다
정상적인 변화만이 일어나는 것은 아닙니다.

지지 않으려 하는 자만심,
잘 하려고만 하는 욕심 등이
큰 범위의 사심을 작동시켜 공심公心과
정도正道의 길을 방해합니다.

'진중유가眞中有假요, 가중유진假中有眞'이라는
말이 있습니다. '진짜 같지만 가짜요,
가짜 같지만 진짜'라는 의미처럼
이 숨쉬기의 길에는 혼돈의 늪이 늘 도사리고
있습니다.

사실 이 늪은 그 뿌리가 스스로가 만든 늪이라
할 수 있습니다. 스스로 바라는 상像, 길, 욕망
등이 미세하게 작동하여 그 길로 들어서게
됩니다.

배우는 사람의 외적 환경이 '진중유가요,
가중유진'이라는 것보다,
자기 내면에서 만들어내는 심리적 환경이
'진중유가요, 가중유진'일 경우가 많습니다.

그래서 스승과 선배의 지도 편달이 중요하고,
도반이 중요하다는 것입니다.

자신이 자신을 이겨내야 한다는
'스스로 이긴 자가 돼야 한다.'는 말이
여기서 필요한 것입니다.

수련의 길을 가는 도중, 잠깐이라도
한눈파는 사이에 다른 길로 접어들게 됩니다.

밝고 맑은 정신과 마음을 순간 놓쳐버리면
다른 길로 진입했는지조차 모르는 것처럼
스스로 모른 채 마냥 가버리게 됩니다.

이런 식으로 가게 되는 변고의 길 중에는
많은 사람이 유독 자주 부딪치는 한 가지
문제가 있습니다.

물론 사람마다 각기 다르고,
갖가지 종류의 변화와 변고가 있지만
워낙 많이 나타나는 증세 중의 하나이고

아직도 구분을 못 하시는 분들이 많기에
다시 한번 정리해서 설명해 봅니다.

이는 바로 흡지호지吸止呼止 호흡에 관한
오해입니다.

흡지호지吸止呼止 호흡은 단전호흡과
조식호흡으로 넘어가기 전에 익혀야 하는
호흡법인데, 여기에 '멈출 지止'라는 단어가
들어감으로 인해 사람들의 인식에 오해를
낳게 되었습니다.

국선도 밝돌법 숨쉬기에는 '머무는 숨'은
있어도 '멈추는 숨'은 없습니다.

머무는 숨은 쉼의 숨입니다.
쉼이란 지속적 숨결을 만들어내기 위한
필수적 쉼입니다.

하지만 멈춤은 지속성을 단절시켜 버리는
걸림돌 역할을 해버립니다.

또한 몸에 무리를 일으킵니다.

그래도 사람들이 자꾸 멈춤을 하게 되는
이유는 달콤해서 그렇습니다.
멈춤하면 약간의 힘과 기운이 솟아나는
현상이 일어납니다.

그러다 보니 '이게 올바른 변화구나.'
'이제 힘이 나는구나.' 하면서
그게 올바른 길인 것으로 착각하여
지속적으로 가게 됩니다.
하지만 이는 잘못 가는 길입니다.
순리적인 길이 아닙니다.

쉼이라는 머무는 숨은
오히려 가늘고 가늘게 쉬는 숨을 얘기합니다.

숨을 언제 마시고 내쉬는지 모를 정도로
세세하게 숨을 쉬어 마치 멈춘 것과 같이
하라는 의미에서 지止라고 한 것입니다.

지나가던 길에 도착해서 멈추는 것이 아니라
가던 길 중간에 잠시 머물러 있다는 의미의
머무를 지止라고 봐야 합니다.

마치 일정한 속도로 걷다가 어느 구간에서는
굉장히 느린 속도로 걸어서 걷는지 안 걷는지
모를 정도가 되는 것처럼 하는 것입니다.

꽃이 피는 것이 사람 눈에 안 보이는 것처럼
멈춰 있는 것 같지만 꽃은 움직이며 핍니다.

이를 머무를 지止라고 하는 것입니다.
지止의 묘미를 터득해야 깊고 높은 단계의
숨쉬기로 거듭날 수가 있습니다.

안 그러면 약간의 힘과 기운의 맛을 보다가
힘들고 지쳐서 중단하는 사례가 생깁니다.

들숨 날숨의 기초적인 숨을 익힐 때부터
이 머무는 순간을 익히게 합니다.
스스로 감지한 듯 모른 듯하며 습관이 됩니다.

이렇게 잠시 머무는 것이 조금씩 길어지고
깊어지며 들숨 날숨이 안정되어 갑니다.

그런 후에 흡지호지 숨쉬기를 익히게 되는데
이는 더 깊고 가늘게 숨을 쉬는 공부이지
멈춤을 공부하는 것이 아닙니다.

건곤단법과 원기단법 수련에서 흔히들
이 멈춤을 하게 되면서 처음에는 오히려
행공이 힘이 나는 듯하게 하게 되지만,
점점 힘들어지고 기분 좋은 변화가 일어나지
않고, 무언가 수련을 마쳤어도 상쾌하지 않은
그런 경험을 하게 됩니다.

결국 중기단법의 들숨 날숨 공부에도
못 미치는 경험을 하게 되기도 합니다.
이는 모두 멈춤에 대한 잘못된 인식에서
온 것입니다.

국선도 밝돌법 숨쉬기에서의 지止는
비지식지식非止息之息을 원칙으로 합니다.

숨을 쉬고 있으나 멈춘 것 같고,
멈춘 것 같으나 숨을 쉬고 있다는 의미입니다.

현대인 중에서 깊고 오묘한 숨쉬기의 참맛을
알아야 하겠다는 마음 없이 그냥 평범한
숨쉬기 공부만 하고 싶다 하거나,
깊은 마음을 요구하는 지식止息호흡에
굳이 접근 안 해도 들숨 날숨을 기본으로 하는
단전호흡과 단전호흡을 기본으로 들숨 날숨의
길이를 같게 하는 조식호흡만 지속하며
중기행공만 평생 반복해도,
부조화로 오는 대부분의 병마는 물리칠 수
있고 평생 건강을 유지하며 살 수 있습니다.

현재 국선도 밝돌법 수련장에서는
이 정도의 가이드라인을 가지고
현대인들에게 밝돌법을 지도하고 있습니다.

이 책은 올바른 방법을 밝히는 것이지,
모두 이렇게 해야 한다고 강조하는 것은
아닙니다.

하지만 상황상 현재 이런 풍토가 있다는 것은
알고 있어야 하기에 재조명해 보는 것입니다.

그릇된 변고는 절대로 올바른 변화를
넘어설 수 없습니다.

올바른 길을 가고자 하는 공심公心, 선심善心,
진심眞心을 항상 살아있도록 갖추다 보면
그릇된 길을 감지하고 알게 되어 스스로
조정하고 조율할 수 있게 됩니다.

13/

단전호흡

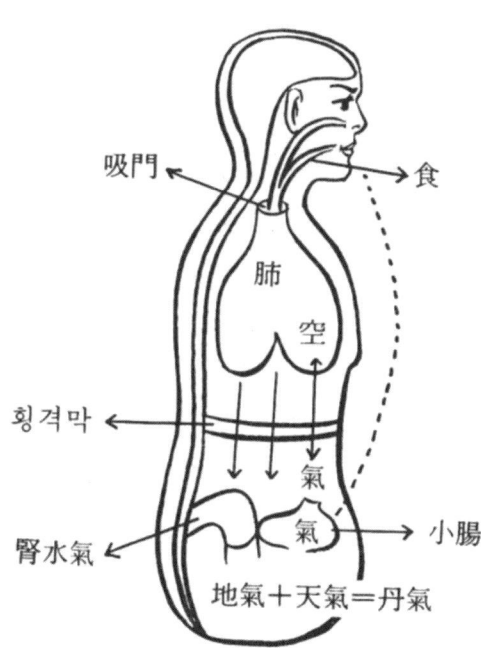

단전행공도 丹田行功圖

(출처: 국선도2권)

동식물을 포함한 많은 생명체는
들숨과 날숨을 통하여 생명을 유지하고
생명력을 가집니다.

이는 들숨 날숨의 음양 율려 운동을 통하여
생명에 필요한 에너지를 생산한다는 것을
의미합니다.

우리는 여기서 상상력을 동원해
생각의 경계를 넘어야 할 수도 있습니다.
호흡이라는 것을 단순하게 산소가 필요해
공기를 마시고 섭취한 음식물과 융합해
에너지를 생산한다는 식으로,
보이는 현상만을 가지고 자동차에 기름 넣는
정도로 단정지어 생명의 신비를 풀어내기에는
너무도 많은 부분이 불가사의하다는 것을
우리는 생활 속에서도 느낄 수 있고,
특히 수행을 하면서 여실히 체험하고 있기
때문입니다.

우리 몸, 마음, 정신은 자동차와 같은 기계가
아니라 살아 움직이는 생물입니다.
우리 몸의 모든 기관과 장기는 각각의 기능도
있지만, 연합하여 기능을 수행합니다.
작은 세포 하나하나도 각각 살아 움직이는
생명체이지만 몸을 이루는 구성원으로
하나처럼 움직입니다.

스스로 살아 생동하면서도 어떤 원리에
합당한 법칙을 유지하며 움직입니다.
그렇다고 정상성을 이탈하지 않거나
변칙성이 없는 것도 아닙니다.
얼마든지 원리와 법칙에서 이탈해도
생존 가능한 것이 우리 몸입니다.

거기다 도대체 몸속의 전기에너지는
어디서 나오고, 생각하는 힘은 어디서
나오는지 모두가 궁금할 뿐입니다.

물론 현대 의학이나 생리학에서
전기에너지는 세포나 근육에서 일으킨다고,

뇌의 구조와 메커니즘에 의한 현상이자
정신도 마음도 뇌에서 일어난 것이라고
합니다. 많은 착각이 있는 것 같습니다.

수행하다 보면 분명히 체감하고 체득하는
경계가 존재합니다. 단순한 뇌의 착시
현상이나 뇌의 기능으로만 단정 짓고
확정하기에는 보이고 느끼고 체득되는 내용이
전혀 다르다는 것을 확인할 수 있게 됩니다.

과학이 더 발달하여 언젠가 충분히 밝혀질 수
있기를 기대하면서 밝돌법 숨쉬기의 기초이자
시작 단계 숨쉬기인 단전호흡丹田呼吸에 대해
설명해 보겠습니다.

국선도 밝돌법에는 정각도 단계와
통기법 단계를 통틀어 총 12단계의
숨쉬기 법이 존재합니다.

이를 1단계부터 나열하자면 아래와 같습니다.

1. 단전호흡丹田呼吸
2. 흡지호지吸止呼止 단전호흡丹田呼吸
3. 조식호흡調息呼吸 단전호흡丹田呼吸
4. 자연호흡自然呼吸 단전호흡丹田呼吸
5. 화기호흡和氣呼吸 단전호흡丹田呼吸
6. 대기승출입호흡大氣乘出入呼吸
7. 합기호흡合氣呼吸
8. 조화호흡調和呼吸
9. 기공호흡氣孔呼吸
10. 무진호흡無眞呼吸
11. 공진호흡空眞呼吸
12. 삼진호흡三眞呼吸

이는 길은 길인데 단순하게 걸어갈 수 있는
길이 아닙니다. 하나하나 강을 건너야 하는
다리이자, 다리 중간 중간에 여러 개의
장애물이 있어 이들을 통과해야만 하는
장애물 다리이자 길입니다.

우리는 이제 밝돌법의 첫 번째 다리인
단전호흡 다리를 건너기 위한
기본 지식과 지혜를 갖추어야 합니다.

기본은 다음과 같습니다.

1. 들숨과 날숨의 율려 작용을 일정하게,
   깊이 있게 일으켜야 합니다.

2. 이는 숨을 깊게 마시고 토하는 작용이고
   들숨과 날숨의 비율을 일정하게,
   리듬을 타며 해야 하는 것입니다.

3. 우리 신체는 숨을 깊이 마시려면 횡격막의
   상하운동을 크게 해줘야 숨이 깊어집니다.

4. 일정한 리듬을 타기 위해서 들숨 날숨에만
   의지하면 외부 환경에 흔들리게 됩니다.
   여기서 배의 움직임과 일치시키는 습관을
   만들어야 합니다.

   그래야 숨도 깊어지고 리듬도 일정하게
   유지하여 내부, 외부 환경에 흔들리지 않는
   항상성이 발달합니다.

   바로 아랫배 나오면 숨이 들어가고
   아랫배 들어가면 숨이 나오게 하는
   리듬을 맞추는 연습을 하는 것입니다.

5. 이것을 잘되게 연습하여 습관이 되게 하고
   본성으로 내 몸에 착 붙을 때까지
   반복합니다.

6. 이때 더욱 실효를 얻으려면 나의 의식인
   정신과 마음을 모두 아랫배에 모아
   지극한 정성으로 일흡―吸 할 때 함께하고
   일호―呼 할 때 함께하는 자세로 지극하게
   흡호를 합니다.

7. 단전 숨쉬기는 매우 간단하지만,
   실행은 쉽지 않습니다.
   왜냐하면 마음의 욕심과 정신의 분산으로
   집중도가 약하고 정성이 흩어지고
   배의 리듬과 숨의 리듬이 일치하지 못하고
   하는 것이 그동안 살면서 습관화되어
   부조화를 이루었기 때문입니다.
   즉, 새롭게 익히는 호흡 리듬과
   습관적 호흡 리듬이 상충하는 것입니다.
   이를 잘 조화시킬 수 있어야 합니다.

단순하지만 아랫배 움직임의 들숨 날숨,
마음과 정신의 의식 작용을 하나 되게
하는 것부터가 단전호흡의 시작입니다.

이것이 기본이 되어 단전호흡을 하게 되면
온몸에는 산소가 대량으로 잘 들어와
활기 넘치게 되고 숨은 점차 안정감을 찾아
평상심이 일정하게 유지됨으로써
정신도 마음도 모두 안정감 있게 되는
것입니다.

단전 숨쉬기는 몸, 마음, 정신의 끝자락을
붙잡고 긴 여정을 시작하는 단계입니다.

국선도 밝돌법 숨쉬기의 특징은
3단전三丹田 2단二段 호흡법이라 하여
특별한 지침과 방법이 있지만,
이를 축약하여 누구나 쉽게 익힐 수 있도록
전수하고 보급하고 있는 것입니다.

단전호흡을 더욱 승화하는 숨쉬기 과정으로
들어가려면 숨쉬기에 대한 보다 깊은 상식을
갖추어야 합니다.

단전호흡에 대한 정확한 이해를 돕기 위해서
사람이 신체적으로 숨을 쉬며 발달하는
원리와 기능을 같이 생각해야 더욱 정확히
이해할 수 있기에 설명을 보태어 봅니다.

사람이 숨을 쉴 때, 코로 숨을 쉬고
폐에다 저장하기 때문에 신체의 다른 곳은
상관이 없다고 생각할 수 있지만
우리 몸은 그리 단순하지 않습니다.

현대 생리의학적 관점으로 밝히면
더 깊은 원리가 밝혀질 수 있겠지만,
수련을 통해 스스로 몸에서 일어난 것을
감지하고 체감하여 느낀 점을 상기하며
밝혀보면 다음과 같습니다.

사람 몸통에는 두 개의 횡격막이 있습니다.

하나는 가슴과 복부 사이에 막처럼
가로로 지나가는 근육인 위의 횡격막이고,
다른 하나는 골반 가장 밑에 복부의 장기를
받쳐주며 가로막처럼 된 '골반기저근'이라
하는 근육입니다.

단전호흡할 때는 이 둘이 함께 깊은 숨쉬기를
이루기 때문에 이 두 개의 가로 근육에 대한
기본적 시스템을 알고 수련을 익혀 나가면
잘못된 방향으로 치우치지 않고
좋은 결과를 가져올 것입니다.

들숨 시, 가슴뼈와 갈비뼈들 사이에 연결된
뇌에서 내려온 호흡 신경에 의해
근육이 이완 수축하여 가슴뼈가 넓어집니다.

여기다 횡격막이 내려가면서 폐의 공간이
넓어져 공기의 압력을 낮추어 높은 압력의
외부 공기가 절로 몸통 속으로 들어옵니다.

그렇게 우리는 산소를 마시고 토하면서
생명을 유지합니다. 많은 양의 산소를
항상성 있게 받아들이려면
횡격막의 활용이 매우 중요합니다.

그래서 밝돌법의 준비운동인
기혈순환유통법은 심장으로부터 먼 곳인
손끝, 발끝에서부터 시작해
점차 심부 중심으로 기혈을 풀어나가고
다시 심心 중심에서 손발 끝으로 풀어 나가는
원리로 되어 있습니다.

그렇기에 전신을 빈 곳 없이 골고루 풀어주는
기혈순환유통법을 공들여 익힐 필요가 있는
것입니다.

기혈순환유통법에는 유독 몸통을 좌우로 트는
동작이 많습니다. 이는 몸통을 유지하는 갈비
사이의 호흡 신경을 풀어주기 위함이고,
모든 기혈 통로는 결국 들숨 날숨에 의해
움직이는 것이기에

그 움직임을 원활하게 해주는 사전
준비운동이기에 반드시 우선 기혈 순환을
유통한 후에 숨쉬기 단전행공을 하면
효과가 배가됩니다. 그렇게 해야 깊이 있는
경지로 들어갈 수 있기 때문에
먼저 해야 하는 것입니다.

또한, 수련과 수행이 깊어지다 보면
놓치고 간과하게 되는 것이 있는데,
바로 골반기저근인 아래 횡격막의 역할입니다.

예로부터 전통 수련법이자 정통으로 전수돼
내려오는 밝돌법 수련에는 현대인들에게
굳이 강조하지 않는 것이 있습니다.

하다 보면 절로 되기도 하고 굳이 얘기하지
않아도 일상적 건강을 목표로 하는 정도의
수련에서는 의식하지 않아도 충분하다고
생각되어 넘어가는 경우가 많은데,
이는 바로 항문을 조이면서 들숨 날숨
하는 것입니다.

몸의 작동 원리로 보면 들숨 시 횡격막과 함께
기저근도 동시에 내려옵니다.
(현대 해부학에서는 횡격막과 기저근이 같이 내려온다, 혹은
반대로 올라간다고 하는 등 여러 주장이 있습니다.)

우리가 수행을 해보면 기저근은 마치
탄탄한 공과 같은 탄성이 있어
오르고 내리기를 동시에 하면서
작동하는 것을 알 수 있습니다.

이 근육은 가로막처럼 근육으로 되어있어
위에서 내려오는 복강의 무게와 압력 등을
탄력 있게 받쳐주는 역할을 하므로,
동시에 오르고 내리고 하면서 탄력성을
유지합니다.

이런 작용으로 복강 내 무게를 지탱하고
각 장부를 안정감 있게 보호하는 것입니다.

나이가 들수록 횡으로 된 이 횡격막과
기저근은 자꾸만 그 탄력을 잃어갑니다.

횡격막을 관통하는 정맥, 동맥의 피와 신경을
흐르는 호르몬은 횡격막 상하 운동에 의한
수축 이완을 통해 우리 몸속에서
상하로 전달되는데, 들숨 날숨이 말없이
큰 펌프 역할을 하는 것입니다.

횡격막 활동이 저조하면 횡격막 근육이
느슨해져 몸은 늙고 병이 발생합니다.

이때 배출되는 소대변도 중요한데,
이에 기저근의 역할이 매우 중요한 것입니다.

그렇기 때문에 정통 수련법에서는
들숨 날숨에 맞추어 항문과 궁둥이를
오므리고 수축하면서 들숨을 하고,
날숨 할 때에는 풀어주면서 횡격막과
리듬을 맞추어 가며 숨 쉬게 되어 있습니다.

부들부들한 풍선 아랫부분에
물이 고여 있는 오뚜기처럼
몸이 안정감을 갖추게 되는 것입니다.

이는 깊은 숨쉬기로 온몸에 기운을 충만하게
만들어 보다 높은 차원으로 생명력을
높여가는 과정인 것입니다.

이를 위해 복강 내 압력이 새지 않게 닫고,
항상 들숨 날숨에 맞추어 개폐가 되도록
반복하는 과정을 지속함으로써
몸에 여러 가지 변화가 일어나면서
동시에 수련이 깊어지는 것입니다.

엄격히 얘기하면, 하단전이라는 에너지
저장소는 배꼽 밑 아랫배에서만 그 작용이
이루어지는 것이 아니라, 그 중심축은 아랫배
하단전 깊은 한 곳이 중심이자 뿌리지만
복부 전체가 그를 둘러싼 용기의 틀이 되어
그 형태를 형성하여 소립자 군이 내 몸에서
융합하도록 만드는 것입니다.

이 숨겨진 두 종류의 가로근이
곧 물질을 섞을 때 쓰는 용기이자
막힌 그릇으로도 열린 그릇으로도 만들어내는

또 다른 놀라운 역할을 하는 것입니다.

이는 누구에게나 똑같이 일어납니다.
사람 생명체는 그렇게 생명력을 유지하지만
나이 들수록 복잡한 생각을 하고,
정신이 분산되고, 사심이 발동하고,
욕심이 많아져 헛된 꿈을 꾸게 되면
심신일여心身一如의 조화는 깨지고
불균형적 작동이 일어납니다.

이런 불균형적 작동을 정상적으로 원활히
되게끔 하는 초석이 단전호흡인 것입니다.

우리 몸이란 눈에 보이는 단순한 작동에 의해
산소를 흡입하고 이산화탄소를 배출하고,
음식을 먹고 배출하는 것으로만 생명 활동을
하는 존재가 아니라는 것을 알아야 합니다.

몸의 입체적인 메커니즘을 말과 글로
설명하자면 우리 몸 에너지의 근원은
아랫단 하단전입니다.

하단전이 충만하면 뇌의 기능인 정신이
발달하고, 다시 심장에 자리한 결정하는
마음의 기운이 고차원적으로 변하기
시작합니다.

우주 안에 여러 소립자가 융합하고 합체되어
정기신 넋얼령이라는 기능과 역할을 하듯이
어떤 용기에 서로 다른 기체를 섞어놓은 것
같은 융합의 과정이기도 한 것입니다.

우리 몸은 단순하게 음식을 먹고 내보내며
생명 활동하는 체계로 만들어져 있지
않습니다.

대우주의 여러 기운인 소립자 에너지를
수시로 상통하고 교류하고 공유함으로 우주
질서에 동참하는 온전한 우주 생명체입니다.

그래서 우리 몸은 우주 에너지를
몸으로 흡수하여 몸 안에서 융합시키며
우리 생명체에 안팎으로 이롭게 변화시켜

필요한 곳에 쓰이게 하는 역할을 지속적으로
하게 되어 있습니다.

하지만, 이 기능은 퇴보하여 소멸하다시피
하고 육체적으로 보이는 것에 의존하여
몸을 단순하게 활용하고 있습니다.

그래도 몸은 최소한의 기능은 활용합니다.
그래야 생명 유지를 할 수 있기 때문입니다.
적당한 먹거리와 기본 폐활량을 통해 산소를
흡수하는 것이 그것입니다.

하지만 늙어갈수록 기능들이 약화하고
저하됩니다. 청소년기에 인간의 기능상
최고로 발달된 높은 기록들이 나오는
이유입니다.

그래서 어릴 때는 그 활동이 왕성하고
움직임이 강하게 일어나지만, 늙어가면서
활용이 저조해지고 퇴색되고 결국에는 기능이
멈추어 병사하거나 사망하게 되는 것입니다.

코와 피부로 흡입된 에너지 소립자들이
잘 섞이고 합성하여 스스로 자기의 역할을
찾아가게끔 하는 장소이자 메커니즘이
바로 우리 몸통 속인 것입니다.

이 몸통의 윗부분은 횡격막으로 닫혀 있고
아래는 골반기저근으로 닫혀 있습니다.
이들이 수시로 열리고 닫히면서 생명력을
활성화하고 있는 것입니다.

소립자 에너지는 물질에 얽매이지 않습니다.
몸의 피부가 출입을 막고 있는 것이 아니라
피부 기운이 막는 것입니다.

보이지 않는 기운의 틀이 형성되어 들숨
날숨에 따라 일정하게 리듬을 타며
기운이 들락거리며 교류하고 활동합니다.

그 리듬 속에서 혈관과 신경도 덩달아
음률을 타며 운행하는 것입니다.

횡경막과 골반기저근은 동맥, 정맥 등의
여러 혈관과 신경이 통과할 때 숨을 쉴 때마다
잘 올라가고 잘 내려가게 하는 수축이완의
펌프 역할을 하여 모든 기혈 신경의 활동이
원활할 수 있도록 돕습니다.

이뿐만 아니라 몸통 안에서 기운이 합체되고
이합집산하며 융합하도록 돕는 작동을
숨쉬기 단계가 높아짐에 따라 자연스럽게
습득하여 수련하게 됩니다.

우리 생명체를 보이는 반쪽만 활용하는 것이
아니라, 보이지 않는 에너지의 활용도
적극적으로 하여 온전한 생명체로 거듭나게
하는 작동법을 익히는 것이 숨쉬기의
기초입니다.
이 공부가 바로 하단전 행공법인 것입니다.

우리 몸이 힘을 쓸 때에는 보통 근육, 신경,
혈관 속 피의 흐름 등이 연합하여 힘을 쓰는
것으로만 인식하는데,

그보다 더 큰 힘은 공기와 우주 에너지를
출력시키며 압력을 활용한 기운을 가지고
힘을 쓰면 평상시와 다른 차원의 힘이
생성되게 되어 있습니다.

이것도 하나의 기술이면 기술이라 역사적으로
이런 방식으로 일시적인 힘을 내는 기술들이
발달해 온 것도 사실입니다.

사람의 신체는 단순하지 않습니다.
여러 방법으로 발달시키면 차원을 달리하게
되는 것이 사람 생명체입니다.

사람 생명체는 숨을 통해 생명을 유지합니다.
우리가 연결된 삼라만상과 소통하고
우주 멀리까지 마음이 미칠 수 있는 곳이면
어디든 닿을 수 있는 것이 숨결입니다.

숨결을 보다 깊이 몸으로 이해하여 체득하는
것이 숨쉬기 공부의 가장 기본인 아랫단
돌단 숨쉬기 단전호흡인 것입니다.

하단전 호흡은 간단하고 단순하지만,
그 오묘함을 체득하는 것은 그리 간단하지
않고 많은 정성과 노력이 들어가야 합니다.

단전호흡은 특히 동양 한•중•일 3국에
여러 가지 모습으로 퍼져 있습니다.

이는 긴 역사 속에서 사람의 이동과 문화의
교류가 왕성했던 과거가 있었다는 것을
방증하기도 하고, 단전호흡의 중요성이
충분히 알려지고 가치를 인정받아 이렇게
오랜 세월 전수되고 전파되어 온 것으로
생각합니다.

국선도 밝돌법 하단전 호흡의 요점은
간단합니다.
머리의 정신 에너지와 가슴의 마음 에너지를
하단전 아랫배에서 합체하도록 정신과 마음을
의식적으로 아랫배에 집중하고,
정성을 가지고 고요히 의식을 아래에
하나 되게 하여 들숨 하면서 아랫배 나오고,

날숨 하면서 아랫배 들어가는 것입니다.

이것이 기본입니다. 이것을 무한 반복합니다.
저절로 그렇게 될 수 있도록 꾸준히 노력하다
보면 깊은 경지를 맛보게 되면서 즐겁고
신명 나게 수련하게 됩니다.

단전호흡은 충분히 스스로 할 수 있지만
올바로 하기에는 혼자가 미흡할 수 있으므로
충분한 경험자나 공식 지도자의 가르침을
받는 것이 기본을 튼튼히 하기에
바른 방안이라고 봅니다.

단전호흡은 숨쉬기 공부가 가장 기초임을
알아야 합니다. 기본이 튼튼해야 더 높은,
더 깊은 수련을 할 수 있기에 매우 중요합니다.
중요하니 탄탄하게 잘 다져야 하는 것입니다.

단전호흡을 보다 깊이 온몸으로 익히려면
중앙 오십토 단전 행공법을 통하여
심신의 중심을 잡아나가야 합니다.

이 중기단법을 완전히 익히는 것이
곧 단전 호흡을 완전히 익히는 것이 됩니다.
단전호흡과 행공을 병행해야 기초 단전호흡을
완성할 수 있게 되는 데는 그 이유가
여기에 있습니다.

산소를 충분하게 마시고 적당하게 운동하고
음식을 섭취하고 배설하게 하는 우리 몸의
기능은 온몸에 피의 순환을 원활하게 하는 데
필요한 기본적인 요건이라 할 수 있습니다.

피가 맑게 잘 순환해야 사람은 건강할 수
있기 때문입니다. 동방의 입장에서 보면
피가 맑게 잘 순환하려면
기운이 잘 순환해야 합니다.

기와 혈이 잘 순환하고 막힌 곳 없이
잘 유통되어야 하는 것입니다.
기혈을 잘 유통하기 위해서는 가만히 앉아
있거나 눕거나 하는 단순한 동작만으로는
부족합니다.

우리 몸은 하나의 예민한 고성능 안테나와
같기에 몸을 잘 활용하면 대우주의 파장을
잘 받고 함께할 수 있는 환경이 될 수
있습니다.

적극적 몸의 자세를 우리는 행공行功이라
합니다. 동작 하나하나에 정성이 들어가,
자식이 부모에게 인사하는 듯한 정성이
필요하고 효자가 지극하게 부모를 봉양하는
듯한 정성이 필요한 것입니다.

하늘을 공경하고 자연의 준엄함을 이해한다면
대자연의 기운과 상통하는데 어찌 가볍게
할 수 있을까요?

정성을 다한 행공 자세를 취하고
단전 숨쉬기를 하다 보면 곳곳에
기운의 순행이 이루어져 나도 모르는 사이에
내가 바로 서고 내 마음이 맑아지고
정신이 밝아짐을 스스로 알게 되고
체득하는 경험을 하게 됩니다.

거기에 오십토 단법이라는 50가지 행공법을
익힌다는 것은 매우 중요한 리듬을 타는 것과
같습니다.

자연과 나의 중도中道, 고와 낙의 중도中道,
생과 사의 중도中道, 너와 나의 중도中道,
세상과 나의 중도中道, 우주와 나의 중도中道,
중심을 찾아가는 하나의 노랫말이자 음악,
음률에 해당합니다.

서로 바뀌거나 떼어낼 수 없이
연결된 50가지의 자세로 구성되어
음양오행의 이치에 합당하게
성숙된 행공자세를 단전 숨쉬기와
함께해야 하는 것입니다.

완성될 때까지 해야 합니다.
한두 번 해봤다고 되는 것이 아닙니다.
이는 마치 맛난 음식의 냄새만 맡고
구경만 하는 격입니다.

단전호흡은 국선도 밝돌법의 37단계로
얘기하면 기초 3단계라 할 수 있고,
이를 완수해야 승단할 수 있습니다.

1단계 1수修는 배우는 과정,
2단계 2수修는 익히고 내 것으로 만들어
습관이 되게 하는 과정,
3단계 3수修는 배우고 익힌 습관을 본성이
될 때까지 50행공 자세를 모두 임의롭게
할 수 있어야 하는 것으로, 행공을 하지만
안 하는 것 같고 숨을 쉬지만 안 쉬는 것 같고
하는 경지에 들어가야 합니다.
스스로도 그렇게 느끼고, 남이 봐도
그렇게 알게 되어야 합니다.

이런 과정을 통해
단전호흡하면서 흡지호지하는 단계,
단전호흡하면서 조식호흡하는 단계,
단전호흡하면서 자연호흡하는 단계,
단전호흡하면서 화기호흡하는 단계를
거치는 과정을 밟아나갑니다.

이런 5개의 호흡 과정의 다리를 통과해야만
비로소 정각도 과정의 숨쉬기 법을
이수한 것이라 볼 수 있습니다.

이런 과정을 거쳤다는 것은 이미 숨과
몸과 자연과 대기와 생명체, 우주 삼라만상의
원리와 법칙에 대해 접근한 상태라 볼 수
있습니다.

접근이 안 되면 숨쉬기 다리를 통과할 수
없기 때문입니다. 해보면 반드시 알게 되는
자인자득自認自得 체험의 결산입니다.

숨쉬기의 기본인 단전호흡을 익히고 나면
다시 두 번째 다리부터 하나하나 건널 차례가
옵니다.

숨쉬기 12단계 중에서 사회인이 수련과
인연 닿아 지극 정성으로 용맹정진한다면
체득할 수 있는 9단계를 밝혀보겠습니다.

세인들에게는 보통 보이는 동작이나 자세에
눈이 더 가고 마음이 쏠리기 때문에
지금까지는 숨쉬기의 단계를 다 드러내서
지도하고 보급했기보다는,
행공 중심으로 지도 보급을 해왔다
할 수 있습니다.

하지만 58년이 되어가는 지금은
국선도 3.0 시대이기도 하고,
본말과 시종을 분명하게 드러내어
제대로 알고 허실의 흐름을 파악할 수 있게
하기 위해 숨쉬기 체계를 가감 없이 드러내어
수련과 수행의 큰 방향을 제대로 잡고
숨쉬기 승단에 도움이 될 수 있도록
하나하나 단계별로 숨쉬기의 기준과 척도를
글과 말로 풀어내어 보겠습니다.

14/

흡지호지호흡

수십 년간 사회인들이 수련하는 것을
관찰해 본 결과, 흡호만 하는 것은
별문제가 없는데 흡지호지를 함께하면
항상 걸림이 있음을 많이 느꼈습니다.

그 이유는 바로 지止에 있습니다.
여기서 지止는 그칠 지止가 맞습니다.
지止라는 단어의 해석이 문제라고 생각합니다.

하지만 그치다는 의미는 어딘가부터 진행되어
온 흐름이 여기서 그친다는 것이지
숨의 막힘, 즉 호흡을 닫는 것이 아닙니다.

흐름이 잠시 머문다고 봐야 합니다.
냇물에 웅덩이가 있어 잠시 고인다는
의미입니다. 형이상학 세계인 도의 언어는
대부분 이렇습니다.

음양이 합체되어 언제는 음으로,
언제는 양으로 수시로 변화무쌍한데,
일양一陽이나 일음一陰이라 어찌 표현할 수
있을까요?

분명한 것을 좋아하는 현대 인간의 속성이
현대사회의 물질문명을 발달시켰기에
형이하학 세계는 완성 단계에 도달하였지만
형이상학 세계는 아직 걸음마 수준이라
생각됩니다. 이제부터가 시작이라고 봅니다.

여기서 분명하게 밝히면 지止는
숨이 멈춘 것이 아니라 너무 가늘고
세세하게 숨을 쉬어 쉬는지 안 쉬는지
모를 정도로 고요하게 숨을 쉬고 있기 때문에
멈출 지止라고 하는 것입니다.

수련 시에는 생각을 하지만 안 한 것 같은
지사지사止思之思의 생각을 해야 하고,
숨을 쉬지만 안 쉬는 것 같은
지식지식止息之息의 숨을 쉬어야 합니다.

숨을 멈춘 것 같지만 안 멈춘 것이라는
의미입니다. 비지식지식非止息之息 이라 합니다.
한마디로 지사지식止思止息을 해야 하는
것입니다. 그래야 지극히 청정한 고요한
경지에 도달할 수 있게 됩니다.

코에 깃털을 갖다 데어도 깃털이 안 움직일
정도로 고요하게 숨을 쉬어야 한다는
말입니다.

그렇다고 일부러 가슴을 조이거나 움직이지
않고 의식적으로 고요하게만 하여서는
숨을 쉬어도 오히려 평상시 흡수량보다
더 적은 산소량이 유입되는 현상이 나타날
수가 있으니 잘 조절하면서 공인된 지도자의
감수를 받아가며 진행해야

올바른 길을 가는 데 있어 정신적으로나
물리적으로 낭비 없이 갈 수 있을 것입니다.

단전행공하면서 흡지호지하는 숨쉬기는
들숨 날숨을 고요하게 하다 보면
폐활량이 늘어나 숨이 조금씩 길어지게
됩니다. 고요하게 하다 보면, 일반인 평균
폐활량으로 마시고 토하기를 5초 정도
하게 됩니다.

이때가 되면 들숨 후에 약 1~2초간 머무르고
날숨 후에 머무르는 것을 자연스럽게
몸이 요구합니다. 숨 쉼의 지속됨이 깊어짐에
따라 잠시 머무름이 생기게 되는 것입니다.

이는 마신 후 토하기 직전이고,
토한 후 마시기 직전입니다.
이는 사실 매우 중요한 순간입니다.

잠시라도 숨을 가늘게 끊다시피 함으로써,
대자연, 대우주와 연결된 내 살핌의 정도가

나무를 바라보는 미시적 입장에서
숲을 볼 줄 아는 거시적 마음의 시야가 트이게
되고, 편협된 사고가 전체를 종합적으로 보는
안목으로 바뀌는 순간을 체험하게 됩니다.

이 머무름은 들숨도 아니고 날숨도 아니며
들숨이기도 하고 날숨이기도 한 것입니다.

이 경계의 경지를 맛보아야 숨의 참맛을 알게
되고 중기단법을 이수했다고 할 수 있습니다.
이때야 비로소 3수修를 줄 수 있는 것입니다.

수련이 깊어지고 길어질수록 순간의 머무름이
더 현현묘묘玄玄妙妙한 경계를 넘게 되고,
이를 통해 자명의 이치 세계로 들어갑니다.

중기단법을 하다 보면 대부분 5초에서 시작한
숨이 몇초 늘어나게 됩니다.
들숨에 약 1~2초, 날숨에 약 1~2초
고요하게 움직이며 머문 듯한 상태가
되는 것입니다.

이때 숨보다 마음이 앞서든지 뒤서든지 하면
안 됩니다. 반드시 함께 알맞게 움직임이
있어야 합니다. 그래서 숨쉬기 공부는
어쩔 수 없이 정성이 지극하게 될 수밖에
없는 것입니다.

이 경계를 넘기 위해서는 반드시 고요하고
또 고요한 상태를 유지하고 지극한 마음과
정성으로 일호 일흡의 들숨 날숨을 지속하고,
찰나의 순간에 머무르려면 조금치도 앞서거나
뒤서거나 선을 넘지 않아야 합니다.

이는 머물러보면 알게 되는 숨쉬기의 당연한
과정이기도 합니다.

세인들 중에서 힘을 만들기 위한 욕심으로
단전호흡을 하지만 몸이 실제로는 기도를
닫아 숨을 멈추는 습관을 하는 사람들이
있습니다. 하다 보면 힘도 나고 뭔가 되는 것
같은데, 이는 더 깊은 과정을 가보지 못해서
하는 소리들입니다.

숨은 기운의 원리를 이해해 몸으로
받아들이는 것인데, 기운은 음양의 율려
운동으로 들락거리며 우주와 상통하고
들숨 날숨의 율려 운동에 의해
기운이 축적되고 운기 되는 것이지,
멈춘 숨을 가지고 뭔가 할 수 있는 것이
아닙니다.

단전호흡하면서 흡지호지 하는 것은
1수를 지나 3수 시작 무렵까지는
얼추 시작되어야 무사히 3수가 완성되어
4수의 조식호흡으로 들어갈 수가 있습니다.

이때 진정한 3수의 완수는 중앙오십토 단법을
임의롭게 하는 단전행공이 되어야 하고,
단전호흡하면서 흡지호지 하는 경지가
무슨 의미인지 분명히 알아야 비로소 3수가
완수되어 중앙오십토 단법을 완수하게 됩니다.

15/

조식호흡

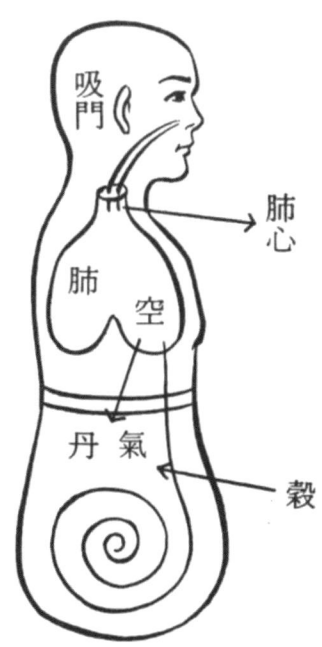

건곤행공도 乾坤行功圖

(출처: 국선도2권)

단전호흡을 체득하면 서서히 들숨과 날숨
중간에 잠시 머무는 듯하는 숨의 흐름을
알게 되고 그 느낌이 드는 체험을 하게 됩니다.

이 머무는 흐름이 지속되다 보면
숨이 점차 길어지고, 마시고 머묾이
점차 확연히 구분되기 시작합니다.

이 과정을 하는 동안 건곤단법 행공법을 하면
완전히 일정한 길이로 흡지호지하면서
단전호흡을 하는 상태가 됩니다.

다시 강조하지만 지止는 들숨과 날숨이
공존하는 상태라는 것을 명심해야 합니다.
세세흡호細細吸呼를 놓치지 말아야 합니다.

이런 상태에서 흡이나 흡지나,
호나 호지나 거의 비슷하게 들숨 날숨을
하다 보면 나도 모르는 사이에 어느덧
안정감이 뿌리 깊게 내려앉는 상태를
체감하게 됩니다.

이는 비로소 4수修에 들어가는 건곤
단전행공의 숨쉬기를 하게 되는 것입니다.

하지만 조식호흡 역시 새로운 길의 시작이기
때문에 습관이 될 때까지 정성을 가지고
반복해야 하고, 다시 본성으로 바뀔 때까지
정심을 가지고 진정으로 해야만이
그 결과의 참맛을 알게 됩니다.

이 과정을 거치면 5수修에 들어가면서
안정을 찾고 조식호흡의 깊이를 알게 됩니다.

건곤행공을 수련하면서 숨쉬기와 마음과
정신이 하단전에서 하나로 안정을 찾고
모든 행공 자세가 임의롭게 되면 비로소
6수修에 들어갔다고 볼 수 있고,
이 상태를 한마디로 조식호흡을 완수했다고
할 수 있습니다.

다시 정리하면— 단전호흡의 핵심은
절로 되는 자기 본연의 숨쉬기를

하단전 깊이로 숨을 쉬되, 들숨과 날숨을
같게 하면서 숨이 깊어지게 하고
지속성 있게 하는 것이 중요합니다.

그다음 단전호흡하되 흡지호지하는 호흡은
지止를 정확히 습득하는데 묘리가 있는 것이니
그 의미를 몸으로 확실히 체득하지 못하면
안 됩니다.

이후에 조식호흡은 흡지호지가 안정되어
모두 같은 시간으로 율려 운동을 하는 것인데
대우주는 무엇이든 같은 리듬이 반복하는
동안에 우주에 파장이 일정하게 일어나
교류하게 되어 있습니다.

제일 우선으로는 하늘 기운과 땅의 기운이
교류하게 되어 있습니다.

이것은 조식 숨쉬기를 함으로써
하나의 주파수로 파장이 연결되어
천지인天地人 하나로 교류하게 되는 것입니다.

더 나아가 하늘 기운이 몸에서 일어나게 하는
천天의 건법乾法 10 자세를 익히고
지地의 곤법坤法 12 자세를 익히고
마지막 별법別法의 좌사법座思法 행공을 통해
공空의 자리에서 천지인天地人 묘합妙合에 드는
자세를 포함해 모두 23 동작의 건곤 단전행공
자세를 하면서 조식호흡을 하면
하늘과 땅의 생김과 살핌에 밝아져서
생각하는 만큼 알아채는 신비함이 체득됩니다.

점점 신비가 당연한 것이 되고,
궁금증과 의문이 사라지는 과정을 겪으며
수행하는 것이 조식호흡의 과정이기도 합니다.

16/

자연호흡

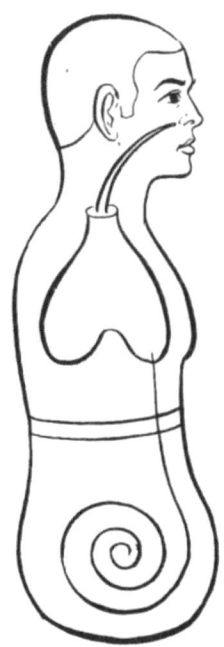

원기행공도 元氣行功圖

(출처: 국선도2권)

자연호흡은 단전호흡과 흡지호지호흡,
조식호흡의 과정을 온전히 거친 후,
심신, 즉 보이는 육체의 온전한 살핌과
안 보이는 정신과 마음의 온전한 살핌을
가지고 분명치 않지만 힐끗힐끗 대자연의
원리와 법칙에 대해 보일 듯 말 듯 무엇인가
느끼고 보이는 부분이 있다는 것을
알아차림과 동시에 잘 하려 하는 마음마저
내려놓아 무의식적인 숨쉬기를 하는 것을
말합니다.

이는 제멋대로 팽개치듯 무관심한 상태로
호흡하는 것이 아니라 몸과 마음에 베어 있는
본래 자기 숨쉬기의 자세와 틀속에서
3단전 2단 단전호흡과 흡지호지호흡,
조식호흡을 습득해 자연과 내 몸이
하나로 동화되는 규칙과 질서를 갖춘
숨쉬기를 말합니다.

숨이 자연히 완전히 스며 녹아들어 가는
상태라 볼 수 있습니다.

조금도 사욕이 들어가지 않은 들숨 날숨을
하는 의식으로 변모합니다. 이런 초입 상태를
자연호흡으로 들어간다고 할 수 있습니다.

자연호흡은 말 그대로 저절로,
스스로 그렇게 되는 호흡을 말합니다.
본래 숨은 절로 쉬는 것입니다.

다시 얘기하면 숨결은 들숨 날숨이 반복되어
리듬이 일어나는 파동이 파장을 이루면
이 상태를 숨결이라 할 수 있습니다.

숨결은 안정되었느냐 불안정한가에 따라
깊이가 달라집니다. 숨결은 같은 리듬이
반복될 때 비로소 안정됩니다.

반복되는 숨결이 지속함으로써
숨결은 막혔던 곳이 열리면서 숨통이 트이고
숨길을 만들어냅니다. 숨결이 이루어지고
숨길이 열리면 저절로 되는 상태를 이룹니다.

단전호흡을 익힌 후 조식호흡의 경지에 가면
절로 숨결이 열려 숨길이 트입니다. 숨길이
트이면 절로 숨이 쉬어집니다. 이 상태가
자연호흡으로 들어가는 상태라 할 수
있습니다.

자연호흡은 인위적으로 되는 것이 아니라,
절로 숨결이 생기고 절로 숨길이 열려야
절로 트이게 됩니다.

숨이란 자연지도自然之道와 결을 같이하기에
이 법칙을 벗어나는 역행적, 사욕적 심리와
행위는 금물입니다.

하지만 호흡 공부한다는 사람들 상당수가
본의 아니게 조작한 인위적 호흡을 가지고
숨쉬기 공부를 함으로써 몸도 마음도
제 길수로 못 가서 다치고 헤매고 맙니다.

기본을 배운 후 본래의 자연호흡으로 돌아가
숨쉬기 공부에 더 깊이 들어가야 하는데,

그런 밝은 길을 가지 못하는 것이
안타까울 뿐입니다.

자연호흡의 올바른 진입 과정을 보면
조식호흡이 지속적으로 리듬을 타며
항상성을 유지하여 임의롭게 되고,
건곤 행공 23 자세를 조식 숨쉬기와 완전히
결합하여 할 수 있다면 완수했다고 볼 수
있습니다.
이런 후에 자연호흡으로 들어가게 됩니다.

언제는 되고 언제는 안되는 갈팡질팡의
상태가 아니라 항상 안정된 상태를 유지하는
숨쉬기와 심신의 평온함이 늘상 동반합니다.

숨을 많이 쉬려고 들숨을 많이 하려 한다던지,
날숨을 오래 하려 한다던지,
멈춤을 오래 하려 한다던지 하는 자세는
조식호흡의 맛을 제대로 체득하지 못한
상태라고 스스로 얘기하는 것과
다름 없습니다.

왜냐하면 숨은 길고 짧은 것이 대수가 아니기
때문입니다. 숨은 깊어야 하고, 깊다는 것은
나의 진심이 작동한다는 것입니다.

그 상태가 조금이라도 맞지 않으면 결코
깊어질 수도 없고 넓은 숨쉬기의 세계를
제대로 맛볼 수도 없습니다.

조식호흡인 건곤단법 23 자세를 완전히
마치면, 자연호흡을 하면서 원기 단전행공법의
각기 다른 12 자세를 30번 반복합니다.

이 과정 중 건강한 사람이라면 보통 15번에서
20번 자세 사이에서 자연호흡이 화기호흡으로
전환되기 시작합니다.

그런데 자연호흡이 숙성되지 않으면
자연호흡의 원리와 깊이를 제대로 알 수도
없습니다.

화기호흡은 올라간다고 갈 수 있는 길의
숨쉬기가 아닙니다. 이는 마치 거북이를
절벽에 올려놓고 하늘로 날아보라는 격입니다.

원기단전 행공법을 12 승강법이라 하기도
합니다. 그만큼 어렵게 올라간다는 의미를
내포합니다.

그리고 엄청난 체득을 통해 어제의 나와 다른
내일의 나로 바뀌고 있다는 것을 확실하게
자인자득하는 수련의 시기를 말하는 것이기도
합니다.

자연호흡에서는 어려운 원기 행공을 하지만
몸은 깃털처럼 가벼운 상태가 되고,
나도 숨도 행공 자세도 절로 다 잊히며
공空의 상태로 들어가는 맛을 보게 됩니다.

이런 체득을 통해 본격적으로 형이상학의
무형 세계에 눈을 뜨게 되고 마음의 문이
열립니다.

그리고 드디어 무극의 세계와 태극의 세계,
황극의 세계에 대해 어렴풋하게 살핌이
생기게 되는 것입니다.

형이상학에 대한 책이나 다양한 내용에 대한
알아차림이 절로 생겨서 원리와 법리를
파악하게 됩니다.

원기단법 초에서 중까지의 자연호흡 상태를
1련煉에서 3련煉까지라 할 수 있습니다.

1련煉은 입문하여 알아차림이고
2련煉은 알아차리고 체득하는 것이고
3련煉은 알아차리고 임의롭게 되는 상태를
말합니다.

이때부터 무형의 세계에 접근이 가능하여
글이나 말로 이해할 수가 없는 경계를
넘어서게 되는 것입니다.

17/

화기호흡

여기까지는 중기, 건곤, 원기단법을 학습하며
체득해야 하는 숨쉬기 방법을 이야기했습니다.

가슴으로 하던 호흡을 단전호흡으로 만들어
나가는 과정을 9상象의 단계라 할 수 있습니다.

단전호흡을 익힌 후 50 동작을 임의롭게
할 수 있으면 중기단법을 80% 마친 것입니다.
남은 20%는 흡지호지를 아주 적당하게,
약 1~2초 하면서 익혀나가야 합니다.
단전호흡하며 흡지호지 하여 중기단법을
완전히 마칩니다.

이미 이때부터 흡지호지의 조식호흡을
익혀나가게 됩니다.

단전호흡을 하며 흡지호지 하는 것이
임의롭게 되면서 건곤단법 행공을 합니다.

건곤단법을 하면서 조식호흡을
완전히 터득해야 합니다.
그래야 조식調息의 규칙적 질서를 통해
조식호흡이 자연스럽게 자연호흡으로
접어듭니다.

그다음 자연호흡하면서 원기단전 행공법을
익힙니다. 12 자세를 반복하고 익히고 나면,
또 다른 12 동작들을 하고,
이를 약 15회 반복할 동안 자연호흡의
참맛을 통해 우주와 내가 하나 되는
참맛을 느끼고 체득합니다.

그런 후에 자연호흡이 화기호흡으로 변하여
숨을 통해 일신상의 천지 기운을

내가 움직이며 운기 할 수 있는 체득의 경지로
들어가는 것입니다.

화기호흡은 대략 원기단법 15에서 20번과
30번 사이에 하는 호흡이라 할 수 있습니다.

한마디로 마음과 정신을 가지고 온몸에
깃들어 있는 에너지를 스스로 움직이는
자연스러움을 습득해야 나타나는 호흡입니다.

화기호흡은 허공에 있는 보이지 않고 만질 수
없는 어떤 물건을 보자기 가운데에 놓고,
네 귀퉁이를 잡고 감싸안아서 무형의 물건을
무형의 보자기로 포장하는 것과 다름없습니다.

한마디로 무형의 기운을 마음으로 모아내는
것이 임의롭게 되는 것을 의미합니다.

이런 상태는 기운의 흐름을 몸소 체득하여
인간 생명체의 보이지 않는 기운의 역할,
에너지의 역할, 정기신 넋얼령 작동 원리의

기초 시스템에 대해 어느 정도 체득, 감지하여
스스로 방향성을 알게 되고 갈 수 있는 상태를
얘기하기도 합니다.

4련煉은 기운을 완전히 감지하고,
5련煉은 감지한 기운을 임의롭게 모아낼 수
있어야 하고,
6련煉은 기운을 모아내고 분산시키는 것을
마음으로 자유롭게 할 수 있어야 합니다.

이때 비로소 6련煉을 마쳤다고 할 수가
있습니다. 무형의 세계를 유형의 세계처럼
인지할 수 있는 감각이 발달한 상태라는
것입니다.

그래야 본격적인 형이상학의 공부로 들어가
온전하게 수행할 수 있게 되는 것입니다.

18/

대기승출입 호흡

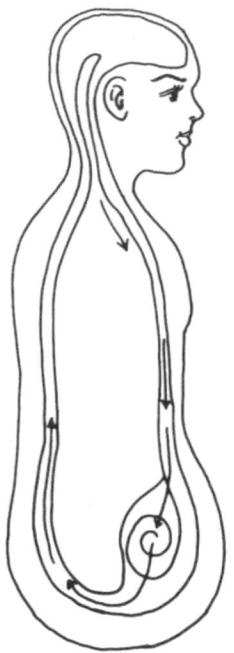

진기행공도 眞氣行功圖

(출처: 국선도3권)

정각도 단계의 중기, 건곤, 원기의 행공을
모두 마치고 숨쉬기 단계인 단전, 흡지호지,
조식, 자연, 화기 숨쉬기까지 모두 마치면
비로소 마음의 힘, 정신의 힘에 대한
기초적 운행 법칙을 체득한 상태라 볼 수
있습니다.

하지만 아직 차원계를 온전하게 넘나들
정도는 아닙니다. 육체적 공부를 기반으로
이제부터는 더욱 마음과 정신 공부에
매진해야 합니다.

숨쉬기는 숨결을 만들어내고, 숨결은 숨길을
트이게 해 온 몸에 기운이 원활히 유주하게끔
합니다.

한마디로 마음과 정신의 보이지 않는
움직임은 보이지 않는 기운의 움직임으로
나타납니다.

더 나아가면 정신의 집결체인 령靈중에
양령陽靈에 해당하는 기운을 활용하는 법을
배우게 됩니다.

이는 곧 나의 분심分心에 해당하여,
분심分心을 가지고 공부가 깊어짐에 따라
분심分心을 활용하여 공부하게 됩니다.

여기에서 더 나아가 분신分身을 공부하는
신묘한 경지에 들어서면 대기승출입 호흡의
단계라 할 수 있습니다.

이 단계를 넘어서려면 우선 대기승출입
호흡의 개념부터 이해하고 몸으로 체득해야
합니다.

대기승출입은 한마디로 폐가 비워지고 공기를
들숨 날숨하는 개념을 넘어서 천지 에너지인
우주 에너지를 통째로 함께 승화,
즉 교체할 수 있는 것을 얘기합니다.

우리 마음은 본래 마음먹은 대로
우주 에너지를 활용할 수 있는 생명체로
태어났는데, 그 타고난 생명력의 마음과
정신을 활용하는 방법을 몰라 좁은 의미의
숨쉬기만을 하고 있었던 것입니다.
숨을 단순히 산소 공급하는 것으로만
생각하고 있기 때문입니다.

숨은 우주와 교감하는 하나의 우주에서
일어나는 파장, 파동이나 다름없는 것입니다.

숨쉬기를 통해 우주 법칙 질서에 동참하게
되는 것입니다. 순천의 삶을 넘어서
하늘과 하나 되는 삶을 살아가는 방법으로
진입한다는 얘기입니다.

이런 보이지 않는 무형의 길에 대한 이야기를
이해하지 못하고 있다면 아직 자연호흡의
단계를 넘어서지 못한 것입니다.
기초가 튼튼하지 못하면 될 수가 없습니다.

그래서 중기, 건곤, 원기의 단법을
정각도正覺道 과정이라 하는 것입니다.
정각正覺하여 제대로 알지 못하면
통기법通氣法 과정은 들어갈 수조차 없습니다.

이 대기승출입 호흡을 통해서 고도의 정신과
한없는 마음의 작동이 일어나 본격적인
운기의 운행 공부를 하게 됩니다.
기운을 운행함으로써 마음과 정신을 동시에
닦게 되는 방법인 것입니다.

숨쉬기를 통하여 숨결을 만들어내고,
숨결을 통하여 숨길이 열리고 하는 과정에서
특별한 행공법을 첨가함으로써 심신의
부조리가 안정되고 우주 진리에 접근하는
기초적인 정각의 길에 들어서게 되는
것입니다.

그런 후에 숨쉬기를 운기로 전환시키면서
통기 생생하게 만들어내는 통기법을
공부합니다.

통기법은 운기를 가지고 정신과 마음의
분리하고 합해지는 생생한 체득 속에서
더 깊은 운기의 모습인 영체靈體를 활용하여
수련하는 단계로 접어드는 것입니다.

이런 과정에서 전신의 기혈이 모두 타통되어
원활하게 유주하는 완성된 자질을 육체적으로,
정신적으로, 심리적으로 갖추게 되는 것입니다.

대기승출입은 운동으로 치면 달리기에
해당합니다. 달리기를 잘해야 축구나
기타 운동의 기본이 되어 잘할 수 있는 것처럼
매우 중요한 통과 관문인 것입니다.

대기승출입 호흡의 과정은 다음과 같습니다.

1지智 운기학습 한다. 영체가 약하게 보인다.

2지智 운기 자율적으로 된다.
       영체와 일치시킨다.

3지智 운기가 임의롭게 된다.
       영체와 숨을 맞춘다.

4지智 분심分心 통해 영체 운기하며 숨을 쉰다.

5지智 분심分心 멀리 보내며 반복한다.

19/

합기호흡

대기승출입 호흡을 통해서
보다 깊게 우주와 내가 하나 됨을 체득하고,
나의 정신과 마음에 대한 이해가 깊어져
수련을 통해 어떤 관문을 통과할 때는
이 흩어진 모든 기운이 하나로
완전히 결합할 수 있도록 합기호흡을
익혀야 합니다.

합기호흡으로 관문을 직접 통과하며
도의 문에 들어서게 되고,
체득하여 내 것으로 만들게 되는 것입니다.

불을 모르는 원시 세계에 라이터를 보여주고
얘기하는 격일 수 있습니다.
하지만 라이터를 켜면 불이 일어납니다.
이는 엄연한 현실입니다.

이 합기호흡은 분산된 작은 기운마저
하나로 모아내는 고도의 초집중 상태라
얘기할 수도 있겠습니다.
천길만길 무시무시한 칼날 같은 낭떠러지를
조심스럽게 걷는 과정이라 생각하면 됩니다.

그 와중에 가장 안정된 상태를 유지하며
초집중 상태에서 정신이나 마음으로만 모으는
것이 아니라, 실제로 육체적 모든 기운까지
하나로 모아 대기승출입 호흡하며
이미 만들어낸 분심을 가지고 임독자개하며
관문을 통과하는 것이기도 합니다.

합기호흡은 대기승출입 호흡을 임의롭게
할 수 있어야 가능하지, 단독으로는 절대로
바로 할 수도 없고, 하는 것도 불가능합니다.

6지智 분심分心에서 임독자개任督自開 시작된다.

7지智 분심分心에서 임독자개任督自開
       완전히 된다.

8지智 분신分身에서 임독자개任督自開 된다.

9지智 분신分身, 투시透視 임의롭게 된다.

10지智 피부가 열린다.

20/

조화호흡

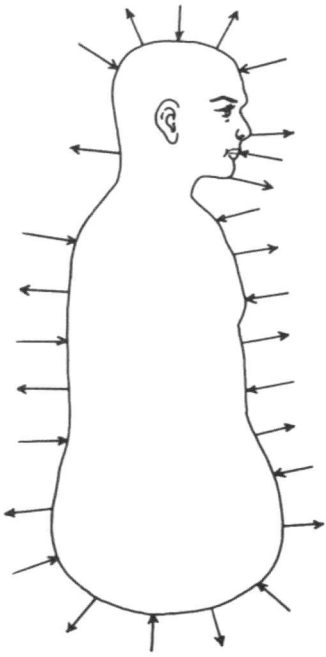

삼합행공도 三合行功圖
(출처: 국선도3권)

조화호흡은 대기승출입 호흡을 통해
천지인 삼합의 기본 길을 열고, 합기호흡을
통해 문을 열고 들어가면 본격적으로
천지인 삼합의 조화로운 공부를 하는
과정입니다.

이는 곧 넋얼령의 조화 공부이기도 합니다.
본격적인 영혼이합법을 통하여
우주 질서에 동참함으로써 천지인 삼합의
깊은 경계를 넘나들게 됩니다.

이때부터 자신의 생명체가 탈바꿈되고,
차원이 다른 몸으로 변하게 됩니다.

그 첫 입문이 바로 피부호흡을 하는 것입니다.

우리 몸에는 기공氣孔이 있습니다.
이미 우리는 피부의 기공으로 숨 쉬고
있습니다. 하지만 완벽하지 못했던 상태에서
완전히 활용하는 상태로 거듭나게 됩니다.

21/

기공호흡

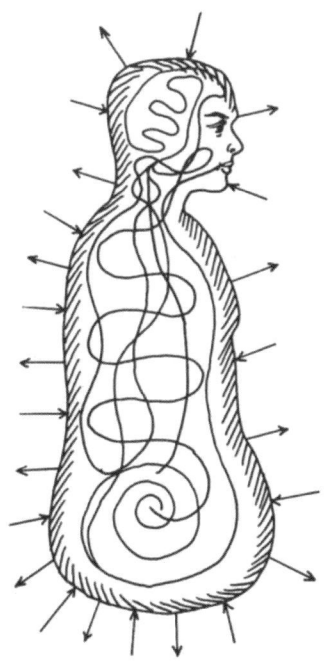

조리단법도 造理丹法圖
(출처: 국선도3권)

기공호흡의 단계로 본격적으로 들어서면,
코로 숨을 쉬는 대신 피부로 숨을 쉬면서
숨쉬기로 운기하고, 영체 띄우고 운기하며
전신 기류 행법을 실행하며 공부하게 됩니다.
이로써 드디어 국선도 밝돌법에 입문하였다고
할 수 있는 것입니다.

흔히 동방에서 말하는 천인합일이니,
천지인 삼합의 묘경이니 하는 말은
타 문중에서는 나름대로 법리를 가지고 있어
그 원리를 설명하고 있지만,
국선도 밝돌법에서는 실증적 차원에서
전신 기류가 완전히 열리지 않고 타통되지
않은 상태에서는 아직 도의 문을 열지 못했다
합니다.

더 나아가 피부의 기공호흡을 통하여
완전히 전신 기류 할 수 있어야만 밝돌법의
진법을 체득하여 국선도의 선문仙門을 통과해
집안으로 들어섰다고 하는 것입니다.

국선도 입문자는 국선도의 삼합단법,
조리단법을 이수하지 못하면
국선도를 했다고도 할 수 없다는 말이
있습니다.

그만큼 높은 조화 숨쉬기, 기공 숨쉬기의
경지에 가면 그 전 단계에서 체감한 것과
차원이 다른 경계가 있어 그렇게 얘기하게
되는 것 같습니다.

청산 사부님께서도 이런 표현을 말씀이나
교재에서 언급하신 이유가 아마도 당시나
지금이나 타이틀을 좋아하는 사람들이
정작 본인은 중기단법 단전호흡을 하면서
삼합의 조화호흡, 조리단법의 기공호흡을
마친 듯한 허망한 생각과 망상에 도취하여
선도법 단계의 도인인 양 행세하거나,
현실을 망각하고 속세를 현혹하는 무리가
있기에 경계하는 차원에서 분명히 하신
것이라고 생각합니다.

밝돌법 수련은 하면 한만큼 효과와
실 이득이 있는 도법임을 분명히 밝힙니다.

자연의 품에 들어가 편한 마음을 갖게 되는
경지와 자연과 하나 되어 운행되는 경지는
너무도 다릅니다.

모든 기혈이 열린 상태와 일부 열려
심리적 효과만 있을 때와는
차원이 너무도 다르기 때문에
반드시 과정을 밟게 되어 있습니다.

뭔가 그럴싸하게 말로만 글로만 상상하여
과장되게 그리는 것이 아니라
실제로 다른 세계가 열리는 것입니다.

그렇기 때문에 어렵고 힘들어도 이 길로 가는
것이고, 그래서 이 길을 가보면 정도의 길이요,
정통의 길이라는 것을 체득하게 됩니다.
즉, 국선도 밝돌법은 정통 도법의 정수 법리인
것입니다.

진기단법 과정에서 대기승출입 호흡을
넘어서고 합기호흡을 통해 조화호흡,
기공호흡 과정을 밟아 나가면서
정기신 넋얼령의 이합집산을 자유롭게 하는
무진호흡, 공진호흡, 삼진호흡의
삼합, 조리 단법의 공부를 본격적으로
하게 됩니다.

이 과정을 모두 지나 비로소 조화의 단계인
선도법 과정을 공부하게 되는데,
이 단계는 말이나 글로 표현하기는
불가능합니다.

이 단계까지 마친 후에 비로소
조화의 법수를 공부하게 되는데,
이를 삼청三淸, 무진無盡, 진공眞空의
단법이라 합니다.

22/

삼청 · 무진 · 진공단법의 수련

삼청 · 무진 · 진공단법은 한마디로
천지 대우주의 조화로운 경계에 들어선
단계라고 할 수 있습니다.

무진 · 공진 · 삼진의 호흡을 넘어선다는 것은
삼합, 조리단법의 경계를 완전히 넘어섰다는
말이고 이 과정을 완전히 터득해야만
비로소 갈 수 있는 단계입니다.
조화력 자체라 할 수 있습니다.

이는 저 역시 이해하기 어려운 경계이지만,

제가 청산 사부님의 수행을 지켜보면서
알 수 있었던 것은 사부님께서는 이미
하산하실 때 통기법 단계를 완전히
터득하시고 선도법 단계에 입문하여
스스로 갈 수 있는 상태에서
청운 사조께서 사회에 나가 '더 큰 공부'를
하라고 명하셨기에 하산하셨던 것입니다.

이 '더 큰 공부'란 제가 느낀 첫 번째는,
원시인 격의 사람이 어떤 방법으로
현대인에게 수련법을 전수, 보급할 것인가
하는 것이고,

두 번째는 험난한 사회에서 어떻게 품위를
잃지 않고 춥고 배고픔을 정도正道로 이겨내어
정상적인 가르침과 조직을 성장시킬 것인지에
관한 공부요,

세 번째는 청산 사부님의 선도법 수련의
완성이라 느꼈습니다. 이는 사부님의 행동과
행위에서 오는 독특한 점을 세밀하게 느끼고,

그 심리, 생리적 변화가 어떻게 조화롭게
변화하여 발현되는지를 사부님과의
동고동락의 기연이 주어졌던 관계로 볼 수
있게 되면서, 이는 훗날 저도 모르는 사이
공부하는데 매우 큰 지침이 되었습니다.

청산 사부님께서 이 혼돈의 사회에서 차원이
다른 선도법 단계의 공부를 하신 것도
다 이유가 있었던 것이고,
윗대 스승께서 사부님을 하산하게 하신 것도
사회 속에서 이 경계를 넘어봐야 한다고
본 것으로 생각합니다.

이런 작은 느낀 점을 가지고 편협한 상상으로
정돈하고 있는 것 자체가 불충이라 생각하여
제가 겪지 못한 수련 세계에 대해서는 더는
말할 수가 없겠습니다.

저의 한계를 넘는 이야기는 사부님께서
집필하신 교재와 제가 곁에서 느끼고 경험한
바를 토대로 정리한 것임을 분명히 밝힙니다.

23/

국선도 37단계의 원리와 법칙

국선도 밝돌법 도법에서 도단의 승단은
상象, 수修, 련煉, 지智, 지地라는 단계를 거치며
승화합니다. 세분화하여 37단계라 할 수
있습니다.

이런 명칭을 쓰는 원리와 이유에 대해서는
그 심오함을 알 수는 없지만
동방에서 예부터 이렇게 도의 단계를
명명해 전해 왔던 것입니다.

불가에서도 전해오는 바에 의하면

석가모니가 10지地요, 관세음보살이 8지地라고
합니다. 또한 서산대사가 5지地요, 사명대사가
4지地라 합니다. 하지만 이는 국선도 밝돌법의
도단의 승단과는 다르다고 봐야 합니다.

국선도 밝돌법의 도단 승단 법칙에서
1상象 부터 9상象 까지는 도단계에 들어가지
않는 무형의 상象을 준비하는 공부가 있습니다.

이는 37단계에는 속하지 않습니다.
기초와 기반을 닦기 위해 근본 상象을
우선 공부하는 초공을 익히는 단계입니다.

상象이란, 물질을 이루는 그 형태에서
베어 나오는 기운, 혹은 내재한 에너지의
향기가 어우러져 틀 아닌 틀을 만들어낸
상태를 말합니다.

한마디로 상象을 관찰하면 내재한 속성을
알아챌 수가 있습니다.

어떤 물질이든 형성될 적에 내재한 기운이
먼저 생성된 후 형태를 이루는 것입니다.
그래서 수련에는 우선 초심初心으로
상象을 이루는 공부를 시작합니다.

초심初心은 발심發心입니다.
발심은 동력動力이 진실합니다.
이때 상이 이루어져야 하는 것입니다.

1상象부터 9상象까지를 통해
무엇인지 어떤 것인지 잘은 모르지만,
우주 대자연의 법도에 걸맞은 숨결을 이루기
위한 그 첫발을 내딛게 됩니다.
이를 수련의 기반을 닦는 상象 공부라 합니다.

일반 수련장에서는 보통 초입자들에게
숨쉬기의 기초 지도 시 누워서 2-3일간
지도를 하게 됩니다.

사실, 이때가 1상象서부터 9상象까지를
지도하는 시간이라 할 수 있습니다.

그런데 숨쉬기의 기본 틀을 배우고 익히는
매우 중요한 시간임에도 불구하고
충분하게 시간을 낼 수가 없는 현대인들이
빠른 결과를 얻고자 하는 조급함에 숨쉬기의
기본을 충분히, 제대로 익히지 못하는 것은,
나중에 오히려 수련을 지체하는 결과가 되니
안타까운 일입니다.

상象 공부를 마치고 본격적인 형이상학의
공부의 시작이자 초공이라 할 수 있는
단전호흡과 행공을 익히는 과정을
수修의 과정이라 합니다.

수修는 기본 상象을 만들어내면
그 상象의 본질을 더 구체화하고,
그 속에 형태를 만들어내어 음양이 하나 되어
뿌리가 내릴 수 있게 하기 위함으로
반드시 스스로를 닦아서 기초공사를 해야
하는 과정입니다.

이를 통칭하여 수修의 단계라 할 수 있습니다.

상象을 만들고 수修의 과정을 통해
뿌리를 내리고 나면 이제 련煉의 과정을
밟아야 합니다.

련煉이란 단순히 학습하듯 알고 익히고 했던
것에서 내적, 외적 변화를 모두 이끌어내며
근본적으로 자신을 안팎으로 송두리째
변화시키는 과정이라 할 수 있습니다.

련煉은 쇠를 두들기며 형태를 변화시키는 것
뿐 아니라 쇠를 녹일만한 뜨거운 힘으로
근본을 바꾸어 내면서 쇠의 속성인 내성과
외적 형태까지 다 변화시키는 단계라 할 수
있습니다.

수련의 기초 과정은 먼저 상象 공부를 한 후에
수修 공부, 련煉 공부를 하는 것입니다.

이는 곧 숨쉬기의 돌단자리 호흡을 익히고
단전호흡을 숙달해 지식호흡을 익힌 후에
조식호흡에서 자연호흡을 모두 익히는 것을

말하는 것과 다름없고, 행공으로 얘기하면
중기단법, 건곤단법, 원기단법을
완전히 이수하는 것을 의미합니다.

중기, 건곤, 원기단법의 과정을 통칭하여
정각도正覺道 과정이라고 하는 것은
도의 세계로 입문 하기 위해서,
즉 도의 문을 열기 위해서는
우선 정각正覺을 해야 하기 때문입니다.

나의 생명체가 우주적 입장에서 어떻게
생겨난 생명체인지 깨닫고,
인간 삶의 입장에서 인생관이 정립이 된
깨달음이 선행되어야 하는 것입니다.

이런 깨달음은 생각이나 말로 되는 것이
아닙니다. 스스로 숨결을 일으켜 대자연과
합일하는 적극적 자세를 가지고 우주 운행의
법칙에 순응하는 다양한 자세로 구성된
행공을 수련함으로써 스스로 알아채고
알게 되는 우주관, 인생관이 바르게 섬으로써

올바른 정각正覺이 생기는 것입니다.
올바로 깨우치는 길이라 하여
이를 정각도正覺道 단계라 하는 것입니다.

정각도 단계의 상象, 수修, 련煉 단계를 마치면
대우주의 법칙과 나라는 생명체와 실제로
하나가 되는 법을 익히는 과정을 밟게 됩니다.
본격적으로 형의상학의 세계에 문을 열고
몸과 마음이 함께 들어서게 됩니다.

그러려면 우선 형形과 상象에 대한 이해가
있어야 하고 이해를 넘어서 몸으로 마음으로
스스로 설득이 되어 있어야 합니다.
조그만큼도 난해하거나 미심쩍은 부분이
있어서는 갈 수가 없습니다.
이 과정을 통칭하여 지智라고 부릅니다.

이미 우주관, 인생관의 정립을 통해
올바른 깨달음을 얻은 후에,
우주 삼라만상에 대한 생성 사멸의 법칙 속
불멸의 법칙인 자연 조화의 법칙에

스스로 나를 동참시키는 과정인데,
이 과정을 밟기 위해서는 이 조화의 법칙에
대한 이해가 충분히 있어야 합니다.
이를 지智라고 할 수 있습니다.

이때 지智는 단순히 책을 통해 알아내고
풀어내는 지智와는 완전히 다른 개념입니다.

몸으로서 올바른 체득을 통하여 알게 되는
지智인 것입니다. 마치 책을 읽고 뉴욕을 아는
것과 직접 뉴욕에서 10년 생활한 사람과의
차이와 같습니다.

정각도 과정에서 몸으로 이미 깨침을 얻은 후,
통기법을 통해 더욱더 깊고 심오하게
대우주에 접근하도록 수련함으로써 얻어지고
얻어내는 결과물에 대한 하나의 무형 물건을
지智라고 하는 것입니다.

지智는 1지智에서 10지智까지의 과정을 통해
얻어냅니다.

10지智까지 얻어내면 그다음 과정은 절로
모든 환경이 바뀌어 버립니다.

내외적으로 모든 것이 바뀌어 형이하학의
평범한 세계의 굴레를 가진 사람과 달리
상학과 하학을 자유로 넘나드는 삶을
살아가는 사람으로 이미 거듭난 상태입니다.
이때부터의 공부를 지地라고 하는 것입니다.

하늘을 그대로 닮고, 하늘을 받쳐
하늘 조화의 힘을 드러낸 곳이 지地입니다.
지地는 단순히 땅을 얘기함이 아니라,
하늘을 대신한 땅과 인간이 하늘과 같아지는
경지를 통칭하여 지地라고 하는 것입니다.

이런 천지인 삼합의 길에 들어서 지구에 사는
지地라는 의미는 많은 것을 내포한 지地이자
천天과 인人을 내포한 지地인 것입니다.

이 과정을 통해 얻어야 하는 무형의 물건은
1지地에서 15지地까지가 있습니다.

15지地를 얻은 후 비로소 국선도 밝돌법을
했다고 할 수 있다고 합니다.

그만큼 도단을 승단할수록 심오한 경계가
있다는 얘기이기도 합니다.
한 물건 얻었다고 이것이 다인 것처럼 해서는
절대로 안 된다는 의미도 포함된 것입니다.

이렇게 도단의 승단이 절묘하게 갖추어져
있으므로 무리한 욕심은 금하고 사적인
욕심으로 사도의 길에 들어서면 안 된다는
귀감도 내포한 원리와 규범의 법칙입니다.

또한 반드시 현재 자신의 심리, 생리, 육체적
상태에 걸맞은 위치에서 알맞게 수련해야
한다는 당위성도 알게 되는 것입니다.

다시 말해 석가가 10지地라 하고,
관세음보살이 8지地요, 서산대사가 5지地요,
사명대사가 4지地라는 이야기가 있습니다.

모두 도문에 들어선 후의 단계를 얘기한다
할 수 있을 것입니다.

국선도 밝돌법의 도단과는 분명히 다르다고
생각하지만, 길 없는 길을 가는 과정에서도
길의 위치를 나타내는 이정표는 있을 수
있다는 얘기이기도 합니다.

도에 무슨 단계가 있느냐?
도에 무슨 문이 있느냐?
도에 길이 한길만 있겠느냐?
하는 말들이 있습니다.
모두 오래전부터 내려오는 말들입니다.
이는 모두가 이 길을 걸어보지 않아 나온
말들입니다.

도의 문을 열고 들어가도 닦아서 체득해야
하는 단계가 많습니다.
그 길의 과정을 승단이라 표현하고
그 위치를 도단이라 얘기하는 것입니다.

가도 가도 끝이 없는 이 길은 스스로 갈 수
있을 때까지는 이미 가본 분들인 선지자를
따라가는 것이 가장 좋습니다.

혼자 가는 독수의 길은 결코 갈 수 없을
정도로 힘든 길입니다. 이 길은 보이지도 않고
잡히지도 않는 길입니다.
박학다식해서 갈 수 있는 길이 아닙니다.

생각 없는 자리의 공부요,
길 없는 길 공부요,
적적성성의 토굴을 관통해야 하는 길입니다.

성명 쌍수의 길을 닦아 혜명의 문을 열어야
하는 길입니다. 그러기 위해선 문 없는 문으로
들어가는 공부를 해야 합니다.

이 길을 가본 사람이라면, 이 길이 얼마나
어렵고 수 없는 혼돈과 번뇌 속에서 길을 찾고
문을 두들겨야 하는지 잘 알 것입니다.

두들긴다고 열리지 않는 것을, 가본 사람들은
다 알고 있습니다. 현상계에서는 여러 길이
나타나 보이지만 결국엔 모두 하나를,
한곳을 가리키는 길입니다.
가리키는 손가락만 다를 뿐인데,
손가락만을 바라보고 가고 있습니다.

하지만 이제 그 길은 누구나 갈 수 있습니다.
성심, 성의, 지극한 정성만 동반한다면
갈 수 있는 법리와 걸어가야 하는 로드맵을
자세히 밝혀 놓은 것이 37단계 승단법입니다.

그동안 가본 사람들이나 갔던 사람들이
종적이 묘연하거나 흔적을 남긴 지 오래되어
갈 수가 없었습니다. 그리고 현대사회에서는
가고자 해도 갈수가 없던 이 길을 시절 인연이
도래해 온 세상에 공개하는 연이 있어,
50여 년 전 청산선사가 이 사회에 공개한
것입니다.

하지만 대부분의 사람이 글을 글로만 보고
글 속에 담겨있는 문을 열고 들어가지 못해
다시 헤매고 있습니다.
이에 재조명하여 지금 한눈에 드러날 수
있도록 밝혀내고 있는 것입니다.

가벼운 글이라고 낮춰보고 얕게 보면,
그 속에 담긴 무게와 깊이를
결코 알아낼 수가 없게 됩니다.

청정심을 가지고 심안을 열어 글 없는 글을
알아채기를 바라는 진실무위한 심정에서
국선도 밝돌법의 37단계를
한눈에 알아챌 수 있도록 그려냅니다.

37단계 모두 중요하고 빠질 수 없는 법리가
담겼지만, 그중에서도 완성도를 최대로 높여서
반드시 기반을 다져야 하는 단계를
굳이 얘기하자면 각 단법마다 존재하는
호흡의 특징들이 있으니 숨 쉬는 법을
잘 익혀야 합니다.

제일 먼저 익히는 숨쉬는 법인 1상象부터
9상象까지를 분명하게 잘 익혀야
1수修부터 익히는 단전호흡을 제대로
할 수가 있습니다.

단전호흡을 제대로 익히면 단전호흡의
연속성이 흡지호지 숨쉬기로 안내하고,
다시 그 연속성으로 조식호흡이 됩니다.

깊어지고 지속성 있게 수련하면 자연호흡으로
들어가고 화기호흡으로 들어가게 됩니다.

그렇게 해서 비로소 정각도 단계의 중기단법,
건곤단법, 원기단법의 숨 쉬는 방법을
행공으로 완성하게 되는 것입니다.

다시 통기법 단계로 승단할 때 대기승출입
호흡을 해야 합니다. 통기법 단계의 가장
기초요, 핵심이 되는 숨 쉬는 법입니다.
이 법을 완수하지 못하면 통기법 수련을
할 수가 없습니다.

대기승출입 호흡은 자연호흡과 화기호흡이
깊어짐에 따라 터득되는 호흡법입니다.
화기호흡의 연속선상에 있다고 봐야 합니다.

37단계 수련법의 시작이 쉽다고
대충해서는 안 됩니다.
첫 단추를 잘 끼워야 합니다.
그래야 그 위에 공든 탑을 쌓을 수 있게
됩니다.

국선도 밝돌법은 삶의 본체를 직접 체험하고
생명의 본질, 우주의 원리와 실체를 체득하기
위한 법입니다.

밝돌법 수도의 기초 상象 공부부터,
수修~련煉, 지智, 지地의 점진적 승단 과정인
37단계의 수련 법리를 밝돌법 수련인들에게
밝히는 이유는 현재 수련하면서 닦고 있는
자리를 거울처럼 볼 수 있게 함입니다.

국선도 밝돌법 37단계를 직시해서 살펴보면
기본 호흡 단계인 단전호흡부터 9번째 단계인
기공호흡까지 가는 도의 길이 있고,
그중 대기승출입호흡을 도의 입문 호흡이라고
합니다. 대기승출입호흡 도문을 열기 전까지는
스스로의 정성과 노력으로 한 계단 한 계단을
올라가야 하는 호흡 과정입니다.

이 과정에서 조금이라도 흔들리거나 한눈을
팔면 헛된 길로 가기 일쑤입니다.
반대로 지극 정성으로 꾸준한 노력을
지속한다면 한 만큼 승단할 수 있는
단계들이며, 적어도 국선도 밝돌법 수도의
길에서는 눈에 보이는 계단길입니다.

대기승출입호흡을 무사히 통과하여
합기호흡으로 들어가면 이때부터는 마음만
올곧이 정도正道의 길 선상에 있다면
마치 에스컬레이터나 엘리베이터를 타고 가는,
절대로 헛된 길로 들어설 수 없는 길, 모르고
가는 길이 아니라 알고 가는 길이 됩니다.

다만 스스로의 선택에 의해 가고 못 가고 하게 되는 것이고, 사람의 그릇에 따라 차등이 생기게 됩니다. 그래서 도의 관문은 반드시 정상적으로 통과해야 하고 관문을 통과하는 것을 득도得道에 입문하였다고 하는 것입니다.

득도得道를 하는 수행의 길은 국선도 밝돌법 입장에서 보면 단순하고 명백한 길입니다. 여러 길이 있는 것도 아니고 혼란스러운 길도 아닙니다.

국선도 밝돌법에서 제시하는 이 길은—

- 정확한 삼단전三丹田 이단二段 호흡법을 체득하고
- 정확한 기혈순환유통법氣血循環流通法을 체득하고
- 정확한 행공법을 통하여 숨 쉬기를 체득하고
- 정확한 영혼이합법靈魂離合法을 체득하면 되는 것입니다.

위 몇 가지 수련 방법이 정확하지 않으면
그 결과 또한 부족한 결과를 낳게 됩니다.
이는 자명한 원리입니다.

모든 수행 방법을 자신의 현재 몸과 마음에
맞게 적용하여 수련하면 득도하게 됩니다.

국선도 밝돌법에서 말하는 득도得道는
도태道胎가 관문이요,
출태出胎가 그 방증입니다.

도표에 표시한 단계별 수련 시간이나 기간,
운기 방법 등 여러 가지는 수련의 체험과
단법의 체득을 통해 하나하나 거쳐 가야 하는
길을 보이는 것으로 밝돌법 수행자들이
정도의 길을 올바로 갈 수 있도록 안내하는
것입니다.

이 책에서 밝힌 수도의 단계는 국선도
밝돌법의 본질을 좇아 삶을 온전히 자연에
맡기고 수도자의 길을 가는 분에게는 매우
절실히 필요한 안내서가 되겠지만,
일반 사회 수련장에서 건강 양생법 차원으로
수련하시는 분들에게는 벽이 다소 높게
느껴질 수가 있을 것입니다.

초보자나 초심자는 단독 수련하는 것을
금하며 사회에서 건강 양생법 차원으로
수련하는 분들은 '일도一道 용맹정진하면
이런 단계를 거치는구나.'라고
밝돌법의 수련을 이해하고,

본원의 지도자들을 통해 자세한 지도를
받으며 수행하기를 바랍니다.

밝돌법 수련의 단계는 여타 수련법의
단계와는 많이 다른가 합니다.
다른 수련법과 혼동하거나 비교하거나
섞어대는 우매함을 저지르지 않기를 바랍니다.

2020년 펴낸 책자 〈청산 속에서 청산을 보니
비로소 비경이로다〉와 〈변방의 속삭임〉에
이 내용을 이미 밝혔지만, 출판 과정에서
오류가 있어 이를 다시 보완하여 분명하게
밝히는 바입니다.

1상象에서 9상象은 숨쉬기 형상 중에서도
우선 상象을 익히는 과정입니다.

내적 신체의 모습을 상象이라 합니다.
상을 우선 갖추기 위해서 공부하는 것입니다.

상象은 그 형체가 없는 것이므로
단계적 구분이 사람마다 다르므로 규정화할
수가 없습니다. 사람에게 맞게 적절하게
공부해 나갑니다.

상象이 갖추어진 후에 형形이 갖추어지고
구체성이 정돈되어 형상形象이 온전하게
형성됩니다.

空眞妙有法理

調心	正心	眞心
調息	正息	眞息
調身	正體	眞體

조식과 조심이 함께하고 조신이 같이 어우러져
하나가 되어 숙련되어 지속되면
거기에서 파생되어 나오는 것이
조심은 정심으로 변하고, 조신은 정체로 변하고,
조식은 정식으로 변하게 된다.
이때쯤부터 텅 빈 공의 개념과 꽉 찬 진의 개념을
몸과 마음으로 느끼고 체득하며 체지하게 된다.

다시 끊임없이 반복 수련하다 보면
정체는 진체로 바뀌고,
정식은 진식으로 바뀌게 되고,
정심은 진심으로 바뀌어서
우주정신의 공진묘유(텅 빔과 꽉 참의 묘수)가 발휘되어
무에서 유를 창조하는 천지의 진실과 마주하여
함께 하나가 되기도 하고 분리하기도 하며
자유를 누릴 수 있는 공부를 할 수 있다.

國仸道 밝돌법 修煉法理

호흡비용하며	呼吸鼻用
세세흡입하고	細細吸入
세세호출하라	細細呼出
세세호흡하되	細細呼吸
단전행공하고	丹田行功
정중행공하라	靜中行功
호흡행공하며	呼吸行功
조식호흡하고	調息呼吸
운기행공하라	運氣行功

마음 修煉法理

머리에서 단전으로 생각을 내린다.

생각을 하단전으로 한다.

하단전에서 심전선화心田善化 한다.

심전선화心田善化에서 대효지심大孝之心 한다.

대효지심大孝之心에서 대욕지심大欲之心 한다.

대욕지심大欲之心이 공욕公欲 공심公心이 된다.

공욕公欲공심公心이 진심眞心이 된다.

진심眞心이 합일合一일화一和일심一心이 된다.

呼吸 修煉法理

가슴 호흡을 단전호흡丹田呼吸 한다.
단전호흡丹田呼吸 하되 호지흡지呼止吸止 한다.
호지흡지呼止吸止 하되 조식호흡調息呼吸 한다.
호지흡지呼止吸止 하되 자연호흡自然呼吸 한다.
호지흡지呼止吸止 하되 화기호흡和氣呼吸 한다.
호흡을 대기승출입大氣乘出入 호흡 한다.
호흡을 합기호흡合氣呼吸 한다.
호흡을 조화호흡調和呼吸 한다.
호흡을 기공호흡氣孔呼吸 한다.

호흡을 변화시켜야 될 경우를 알지 못하고
한가지 호흡만 계속 할 경우 발전을 가져오지 못한다.

行功 修煉法理

행공 동작을 익힌다.

행공 동작하면서 단전호흡 되게 한다.

단전호흡 하면서 모든 행공 동작이
자연스럽게 한다.

행공 동작과 행공 동작 사이를
호흡一和로 연결한다.

동작과 단전호흡을 하나로 調和롭게
흐르게 한다.

一和와 調和로 대기대승大氣大乘하여
대욕·공욕지심大欲·公欲之心으로 들어간다.

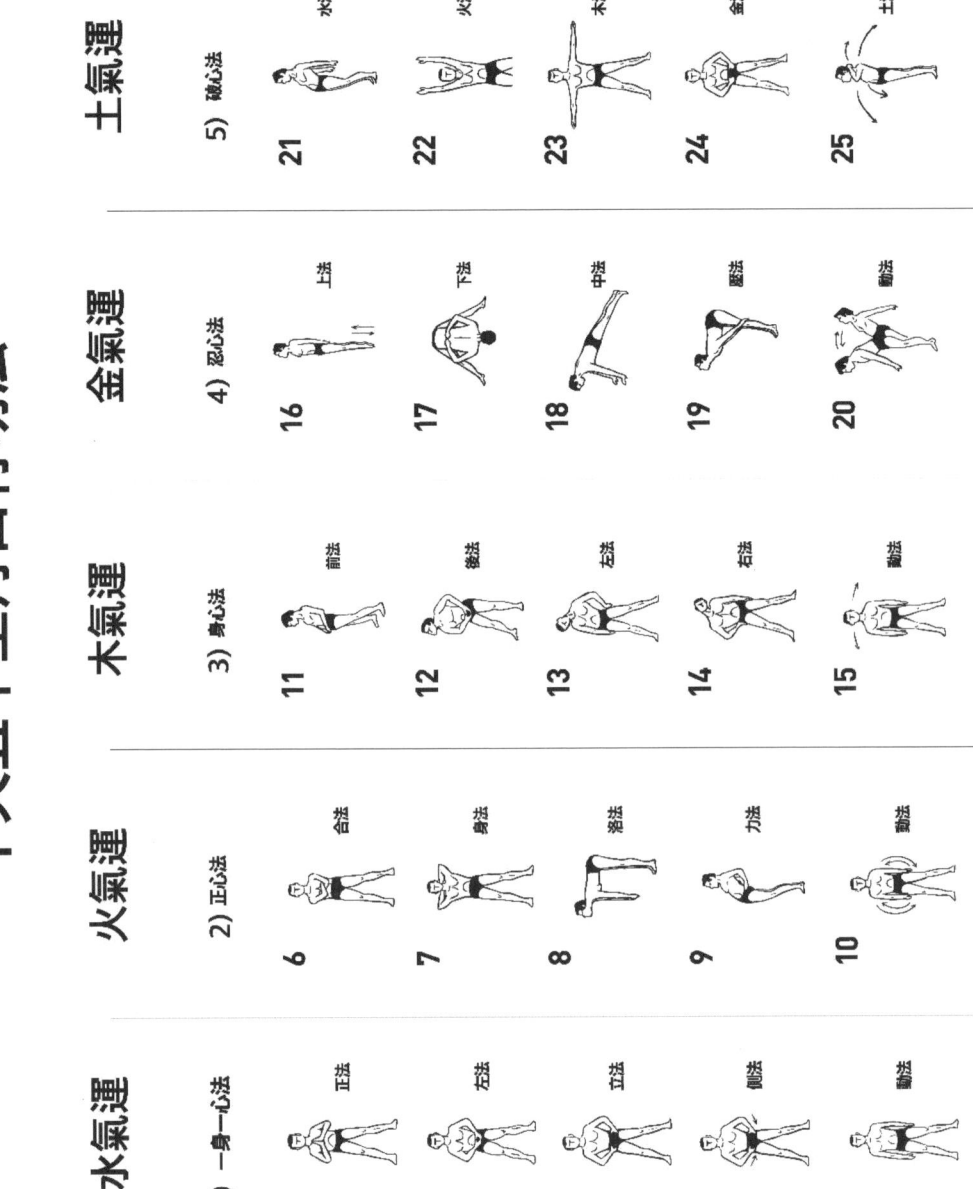

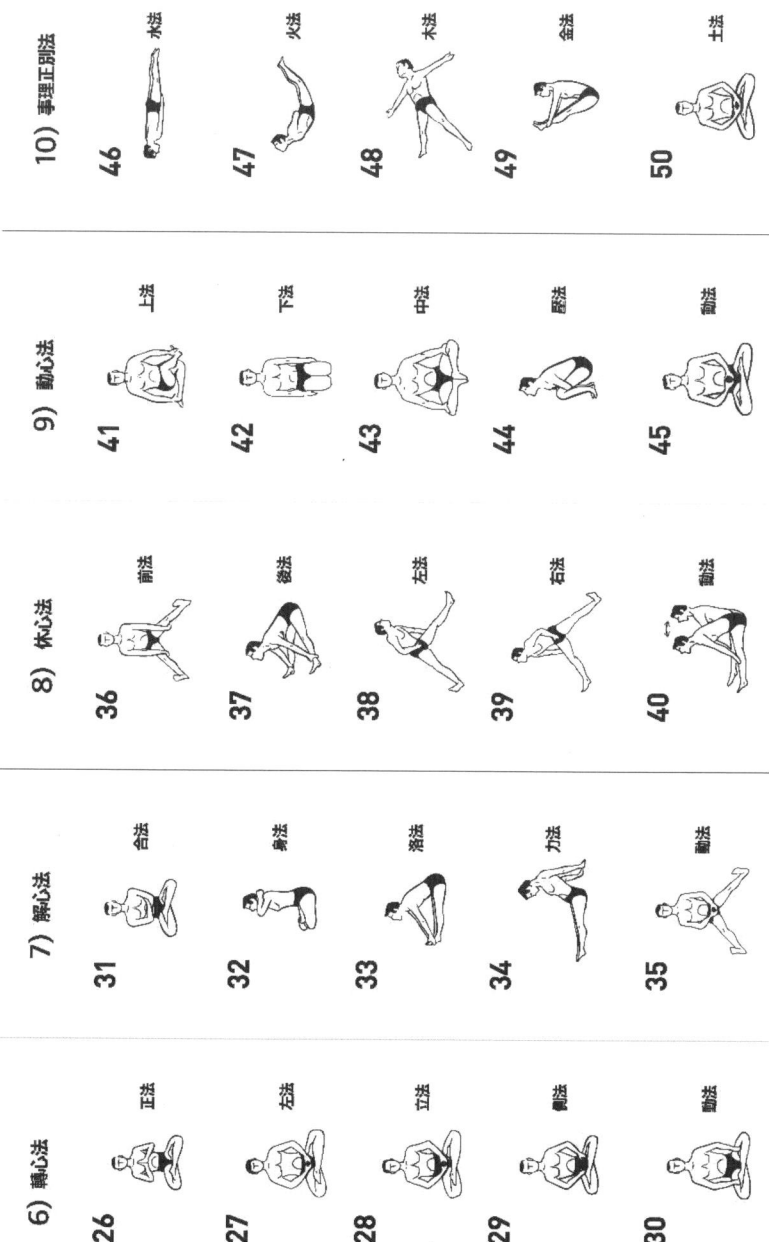

출처: 국선도 1,2,3권 (청산선사 저)

乾坤丹田行功法

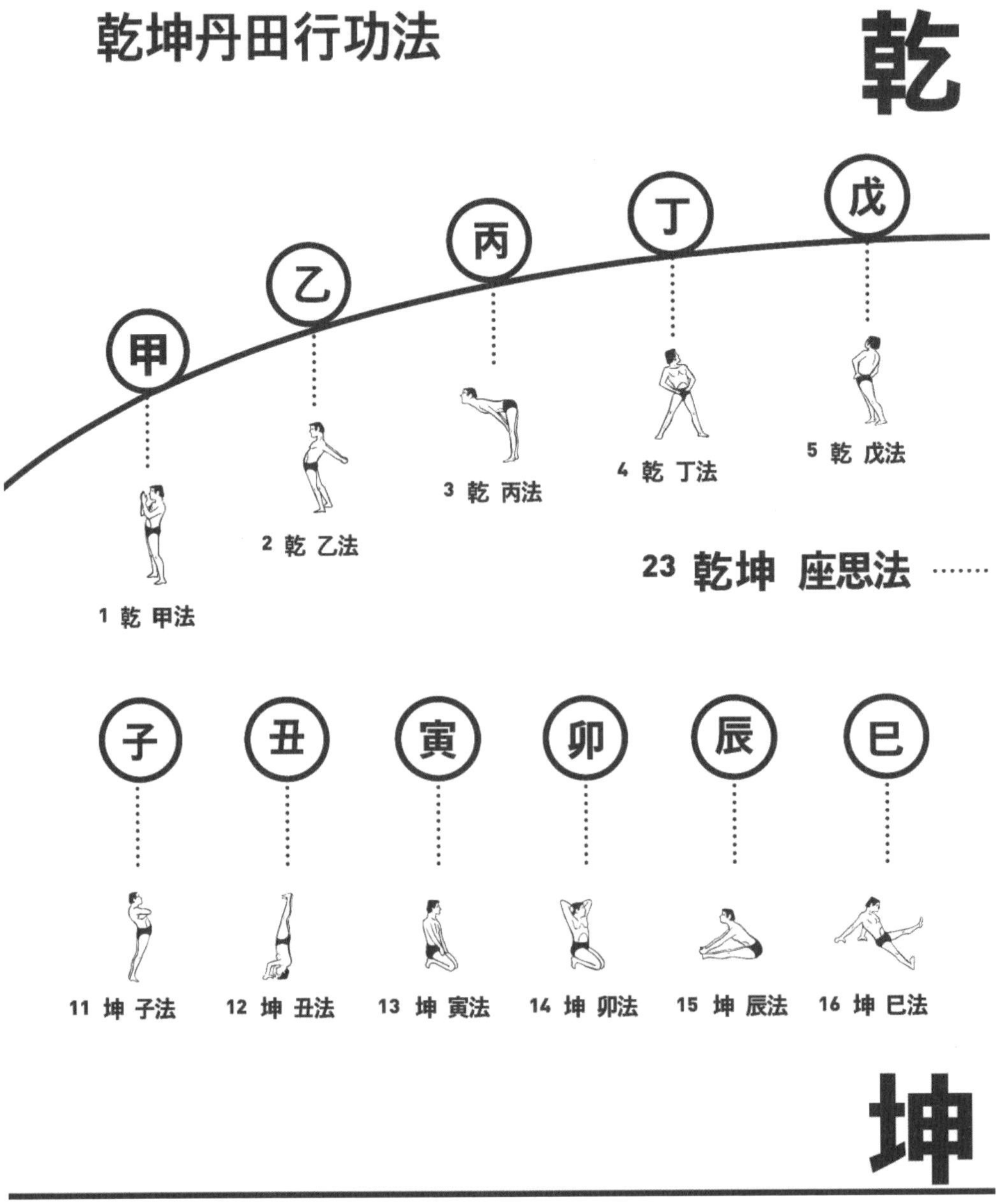

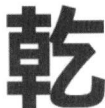

- 甲 — 1 乾 甲法
- 乙 — 2 乾 乙法
- 丙 — 3 乾 丙法
- 丁 — 4 乾 丁法
- 戊 — 5 乾 戊法

23 乾坤 座思法

- 子 — 11 坤 子法
- 丑 — 12 坤 丑法
- 寅 — 13 坤 寅法
- 卯 — 14 坤 卯法
- 辰 — 15 坤 辰法
- 巳 — 16 坤 巳法

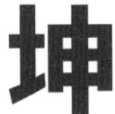

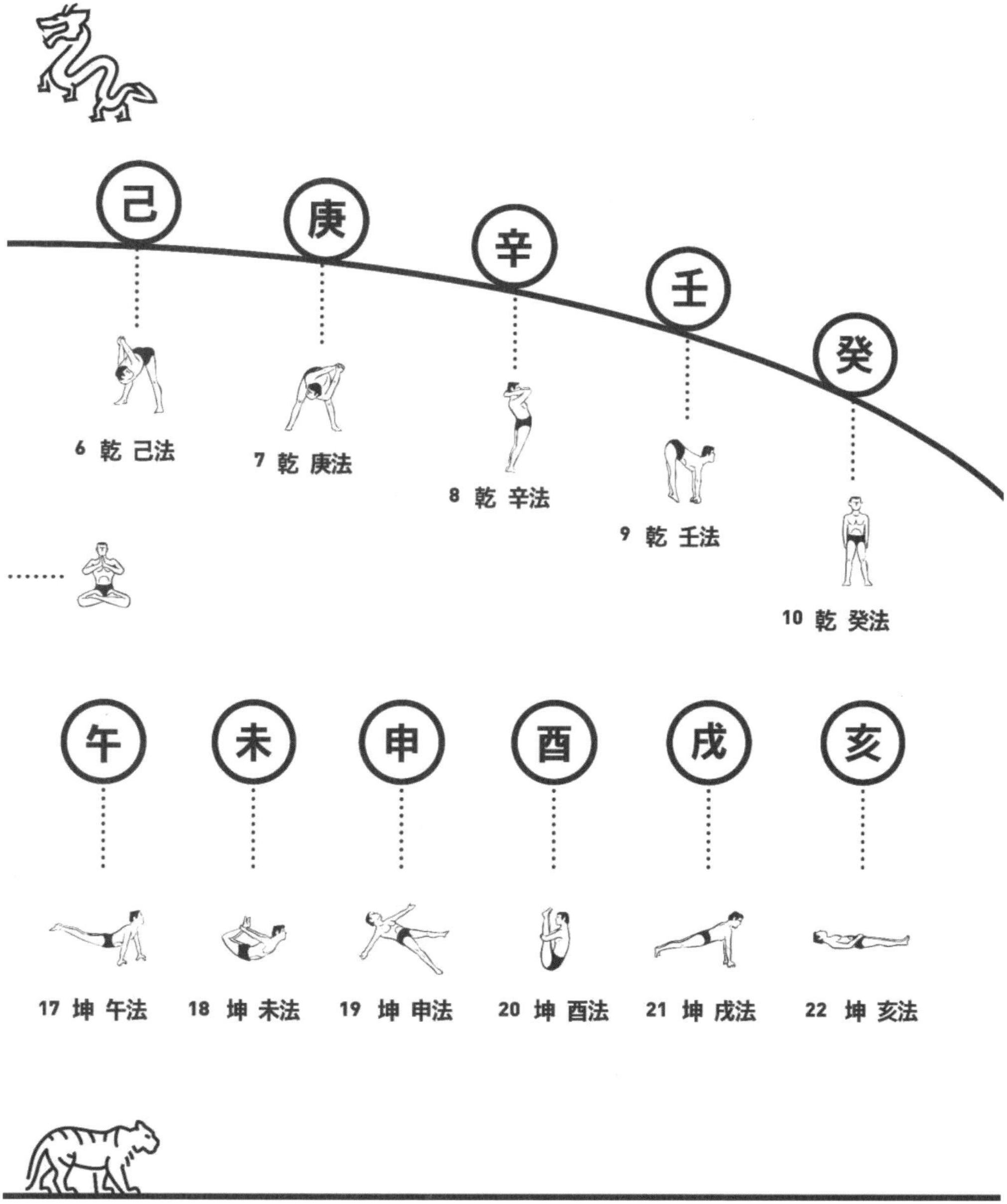

己　庚　辛　壬　癸

6 乾己法　7 乾庚法　8 乾辛法　9 乾壬法　10 乾癸法

午　未　申　酉　戌　亥

17 坤午法　18 坤未法　19 坤申法　20 坤酉法　21 坤戌法　22 坤亥法

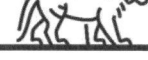

출처: 국선도 1,2,3권 (청산선사 저)

元氣丹田行功法理圖

本法	24절기/음력(陰曆)		別法	1年	2年	3年	4年	5年	6年	7年	8年	9年	10年	11年	12年
一身法	입춘(立春) 우수(雨水)	봄	1月	元 원법	享 향법	活 활법	體 체법	己 기법	丹 단법	田 전법	赤 적법	光 광법	根 근법	蒼 창법	眊 구법
正心法	경칩(驚蟄) 춘분(春分)		2月	地 지법	生 생법	中 중법	救 구법	蒼 창법	氣 기법	主 주법	旺 왕법	揮 휘법	無 무법	高 고법	丼 정법
身心法	청명(淸明) 곡우(穀雨)		3月	覺 각법	平 평법	樂 락법	前 전법	本 본법	江 강법	檀 단법	玎 정법	能 능법	機 기법	花 화법	執 집법
忍心法	입하(立夏) 소만(小滿)	여름	4月	破 파법	坤 곤법	黃 황법	當 당법	穹 궁법	明 명법	光 광법	發 발법	源 원법	來 래법	竹 죽법	目 목법
破心法	망종(芒種) 하지(夏至)		5月	日 일법	用 용법	曉 효법	本 본법	永 영법	眞 진법	貴 귀법	公 공법	事 사법	司 사법	涼 량법	湜 식법
轉心法	소서(小暑) 대서(大暑)		6月	忍 인법	晴 청법	義 의법	仁 인법	禮 례법	性 성법	品 품법	至 지법	去 거법	昌 창법	香 향법	外 외법
解心法	입추(立秋) 처서(處暑)	가을	7月	解 해법	知 지법	鐵 철법	玉 옥법	銀 은법	形 형법	象 상법	包 포법	安 안법	前 전법	今 금법	秘 비법
休心法	백로(白露) 추분(秋分)		8月	轉 전법	回 회법	進 진법	連 련법	庭 정법	校 교법	見 견법	平 평법	同 동법	曲 곡법	炳 병법	筧 견법
動心法	한로(寒露) 상강(霜降)		9月	作 작법	分 분법	化 화법	華 화법	結 결법	落 락법	回 회법	兌 태법	無 무법	零 령법	虛 허법	又 우법
合心法	입동(立冬) 소설(小雪)	겨울	10月	休 휴법	行 행법	全 전법	耳 이법	問 문법	焄 훈법	君 군법	巴 파법	忍 인법	功 공법	表 표법	還 환법
一觀法	대설(大雪) 동지(冬至)		11月	念 념법	視 시법	聽 청법	目 목법	眼 안법	落 환법	丸 령법	靈 령법	思 사법	想 상법	移 이법	後 후법
事理法	소한(小寒) 대한(大寒)		12月	空 공법	理 리법	通 통법	神 신법	經 경법	直 직법	恍 황법	魂 혼법	理 리법	水 수법	想 상법	原 원법

13年	14年	15年	16年	17年	18年	19年	20年	21年	22年	23年	24年	25年	26年	27年	28年	29年	30年
即 즉법	小 소법	開 개법	總 총법	直 직법	龍 룡법	乾 건법	月 월법	谷 곡법	德 덕법	銀 은법	佛 불법	海 해법	雙 쌍법	通 통법	金 금법	白 백법	仙 선법
中 중법	格 격법	度 도법	曹 조법	寺 사법	鍾 종법	窟 굴법	輪 륜법	養 양법	普 보법	蓮 련법	鶴 학법	星 성법	壽 수법	崇 숭법	區 구법	般 반법	貞 정법
準 준법	美 미법	案 안법	寂 적법	照 조법	奉 봉법	誠 성법	野 야법	通 통법	竿 간법	腎 신법	別 별법	到 도법	林 림법	能 능법	岩 암법	論 론법	牛 우법
伍 오법	大 대법	正 정법	往 왕법	華 화법	峴 현법	泉 천법	觀 관법	句 구법	潭 담법	弘 홍법	基 기법	恩 은법	舊 구법	觀 관법	珠 주법	伽 가법	加 가법
宵 소법	査 사법	科 과법	陳 진법	然 연법	雲 운법	倉 창법	葛 갈법	登 등법	迎 영법	甘 감법	取 취법	臟 장법	雀 작법	方 방법	新 신법	開 개법	始 시법
肺 폐법	人 인법	加 가법	寬 관법	扶 부법	皇 황법	紙 지법	細 세법	望 망법	敬 경법	察 찰법	景 경법	妙 묘법	維 유법	楊 양법	淨 정법	豆 두법	藥 약법
浴 욕법	脾 비법	近 근법	芳 방법	尺 척법	都 도법	郡 군법	舍 사법	證 증법	番 번법	菊 국법	器 기법	蓋 개법	豊 풍법	廣 광법	吊 조법	床 상법	精 정법
修 수법	肝 간법	取 취법	芙 부법	院 원법	師 사법	明 명법	敎 교법	珠 주법	所 소법	兩 양법	半 반법	尙 상법	興 흥법	滿 만법	瑞 서법	田 전법	孟 맹법
止 지법	府 부법	單 단법	在 재법	棗 조법	庵 암법	甲 갑법	升 승법	遠 원법	梧 오법	梨 리법	業 업법	烏 오법	飛 비법	郎 랑법	昭 소법	斗 두법	穴 혈법
式 식법	成 성법	金 금법	束 속법	津 진법	懸 현법	襄 양법	杏 행법	享 향법	項 항법	邪 사법	丁 정법	橫 횡법	錦 금법	希 희법	朋 붕법	愛 애법	越 월법
松 송법	英 영법	反 반법	沃 옥법	儀 의법	接 접법	界 계법	畓 답법	赤 적법	同 동법	黃 황법	玄 현법	蒼 창법	梅 매법	友 우법	老 로법	峰 봉법	浦 포법
世 세법	長 장법	視 시법	忠 충법	池 지법	台 태법	乘 승법	雙 쌍법	來 래법	川 천법	籠 롱법	溫 온법	岳 악법	牙 아법	燕 연법	濟 제법	涼 량법	村 촌법

출처: 국선도 1,2,3권 (청산선사 저)

元氣丹田行功法理圖

本法	계절	24절기/ 음력(陰曆)	別法	1年	2年	3年	4年	5年	6年	7年	8年	9年	10年	11年	12年
一身法	봄	입춘(立春) 우수(雨水)	1月	元法	亨法	活法	體法	己法	丹法	田法	赤法	光法	根法	蒼法	眼法
正心法	봄	경칩(驚蟄) 춘분(春分)	2月	地法	生法	中法	救法	蒼法	氣法	主法	旺法	揮法	無法	高法	丼法
身心法	봄	청명(淸明) 곡우(穀雨)	3月	覺法	平法	樂法	前法	本法	江法	檀法	訂法	能法	機法	花法	執法
忍心法	여름	입하(立夏) 소만(小滿)	4月	破法	坤法	黃法	當法	穹法	明法	光法	發法	源法	來法	竹法	目法
破心法	여름	망종(芒種) 하지(夏至)	5月	日法	用法	曉法	本法	永法	眞法	貴法	公法	事法	司法	凉法	渥法
轉心法	여름	소서(小暑) 대서(大暑)	6月	忍法	晴法	義法	仁法	禮法	性法	品法	至法	去法	昌法	香法	外法
解心法	가을	입추(立秋) 처서(處暑)	7月	解法	知法	鐵法	玉法	銀法	形法	象法	包法	安法	前法	今法	秘法
休心法	가을	백로(白露) 추분(秋分)	8月	轉法	回法	進法	連法	庭法	校法	見法	平法	同法	曲法	炳法	筧法
動心法	가을	한로(寒露) 상강(霜降)	9月	作法	分法	化法	華法	結法	落法	回法	兌法	無法	零法	虛法	又法
合心法	겨울	입동(立冬) 소설(小雪)	10月	休法	行法	全法	耳法	問法	煮法	君法	巴法	忍法	功法	表法	還法
一觀法	겨울	대설(大雪) 동지(冬至)	11月	念法	視法	聽法	目法	眼法	落法	丸法	靈法	思法	想法	移法	復法
事理法	겨울	소한(小寒) 대한(大寒)	12月	空法	理法	通法	神法	經法	直法	恍法	魂法	理法	水法	想法	原法

13年	14年	15年	16年	17年	18年	19年	20年	21年	22年	23年	24年	25年	26年	27年	28年	29年	30年
卽法	小法	開法	總法	直法	龍法	乾法	月法	谷法	德法	銀法	佛法	海法	雙法	通法	金法	白法	仙法
中法	格法	度法	曹法	寺法	鍾法	窟法	輪法	養法	普法	蓮法	鶴法	星法	嵩法	崇法	區法	般法	貞法
準法	美法	案法	寂法	照法	奉法	誠法	野法	通法	竿法	胃法	別法	到法	林法	能法	岩法	論法	牛法
伍法	大法	正法	往法	華法	峴法	泉法	觀法	句法	潭法	弘法	基法	恩法	舊法	觀法	珠法	伽法	加法
肯法	直法	科法	陳法	然法	雲法	倉法	葛法	登法	迎法	甘法	取法	臟法	崔法	方法	新法	開法	始法
肺法	人法	加法	寬法	扶法	皇法	紙法	細法	望法	敬法	察法	景法	妙法	維法	楊法	淨法	豆法	藥法
浴法	脾法	近法	芳法	尺法	都法	郡法	舍法	證法	番法	菊法	器法	蓋法	豊法	廣法	吊法	床法	精法
修法	肝法	取法	美法	院法	師法	明法	敎法	珠法	所法	雨法	半法	尙法	興法	滿法	瑞法	田法	孟法
止法	府法	單法	在法	栗法	庵法	甲法	升法	遠法	梧法	梨法	業法	烏法	飛法	郞法	昭法	斗法	穴法
式法	成法	金法	東法	津法	懸法	襄法	杏法	享法	項法	邪法	丁法	橫法	錦法	希法	朋法	愛法	越法
松法	英法	反法	沃法	儀法	接法	界法	嵜法	赤法	同法	黃法	玄法	蒼法	梅法	友法	老法	峰法	浦法
世法	長法	視法	忠法	池法	台法	乘法	雙法	來法	川法	龍法	溫法	岳法	牙法	燕法	濟法	涼法	村法

출처: 국선도 1,2,3권 (청산선사 저)

상象	1상 2상 3상	4상 5상 6상	7상 8상 9상
심법 心法	세상만사 다 잊는다.	세상만사 다 잊고 (우주)자연의 품에 나를 맡긴다.	세상만사 다 잊고 나를 맡기고 나를 완전 잊고 하나된다.
신법 身法	배는 신경 쓰지 않고 내버려 둔다. 아랫배까지 깊숙히 내려서 채워나가며 한다.	숨결 따라 아랫배 깊숙히 들숨에 배 나오고 날숨에 배 들어가고 한다.	배와 숨결이 하나 되게 한다.
식법 息法	숨을 본다. (관찰한다.) 숨을 따라간다.	숨결 따라간다. 숨결, 숨 줄기를 자신의 의지로 조절해 본다.	숨결 일정하게, 규칙적으로 지속적으로 한다.

기초

단계	기초
도단	1 象상
수련기간	1일 약 45분
숨	⟶ ⟵ 하단전 바라보기 자신의 숨이 길던 짧던 그대로 놔두고 숨에 너무 의식을 두지 말고 자신의 호흡 상태를 그냥 지켜보며 한다.
행공	누워서
운기	
참고사항	3단전⋯ 하단전으로 집중하기.

기초

단계	기초
도단	2象상
수련기간	1일 약 45분
숨	하단전 바라보기 자신의 숨이 길던 짧던 그대로 놔두고 숨에 너무 의식을 두지 말고 자신의 호흡을 계속 지켜보면서 호흡할 때마다 들숨날숨을 따라가본다.
행공	누워서
운기	
참고사항	3단전… 하단전으로 집중하기.

기초

단계	기초
도단	3象상
수련기간	1일 약 45분
숨	⟶ ⟵ 숨결 따라가며 조금씩 의식해가며 숨의 움직임을 아랫배 깊숙히 채워가며 해본다.
행공	누워서 앉아서
운기	머리의 정신도 아랫배로 내리고 가슴의 마음도 아랫배로 내려본다.
참고사항	하단전 움직임 배우기. 세상만사 여의고 대자연의 품에 안겨 있다 생각한다. 자연과 내가 하나라는 생각으로 나의 몸과 마음을 자연에 맡긴다. 마음의 눈으로 아랫배를 바라본다. 그 마음을 놓치지 않게 소중하게 잡고 풍선을 불듯 숨을 마시면 배가 나오고 숨을 내쉬면 배가 들어가게 한다. 그 한 점이 나왔다 들어갔다 하는 동안 아랫배 기운이 점점 차서 은은한 힘이 느껴진다.

기초

단계	기초
도단	4象상
수련기간	1일 약 45분
숨	의식을 내리며 호흡 줄기를 따라 하다보면 그 깊이와 길이, 폭을 자신의 의지로 조금씩 조절해 본다.
행공	누워서 앉아서
운기	머리의 정신도 아랫배로 내리고 가슴의 마음도 아랫배로 내려본다.
참고사항	하단전 움직임 배우기. 세상만사 여의고 대자연의 품에 안겨 있다 생각한다. 자연과 내가 하나라는 생각으로 나의 몸과 마음을 자연에 맡긴다. 마음의 눈으로 아랫배를 바라본다. 그 마음을 놓치지 않게 소중하게 잡고 풍선을 불듯 숨을 마시면 배가 나오고 숨을 내쉬면 배가 들어가게 한다. 그 한 점이 나왔다 들어갔다 하는 동안 아랫배 기운이 점점 차서 은은한 힘이 느껴진다.

기초

단계	기초
도단	5 象상
수련기간	1일 약 45분
숨	들숨날숨의 리듬을 타면서 마시는 배 나오고 토하면 배 들어가고 자연스럽게 리듬에 맞게 하여 본다.
행공	누워서 앉아서 엎드려서
운기	은은한 힘이 무엇인지 체험
참고사항	들숨 시작할 때 은은한 힘의 정도는 겉으로 풍선을 바람 넣듯 배 가죽만 움직여서는 효과가 늦다. 뱃속 깊은 곳에서부터 은은히 움직여야 한다. 아랫배 움직임의 집중 정도 속으로 중심추를 움직여야 한다. *상체는 앉으나 누우나 엎드리나 힘을 빼고 있다고 생각한다.

기초

단계	기초
도단	6象상
수련기간	1일 약 45분
숨	들숨에 배 나오고, 날숨에 배 들어가고 자연스러운 리듬 속에 천천히 고요하게 되면서 의식은 아랫배에 집중하면서 마시는 시간과 토하는 시간을 같게 될 수 있게 해 본다.
행공	누워서 앉아서 엎드려서
운기	은은한 힘이 무엇인지 체험
참고사항	상체 배꼽 위를 유연하게 힘을 빼고 긴장감을 완전히 풀고 한다. 들숨 시작할 때 은은한 힘의 정도를 느껴야 한다. 겉으로 풍선을 바람 넣듯 뱃가죽만 움직여서는 효과가 늦다. 뱃속 깊은 곳에서부터 은은히 움직여야 한다. 아랫배 움직임의 집중 정도 속으로 중심추의 은은한 힘을 움직여야 한다. 이때 무리하지 말고 배 나오고 들어가고 최대한에서 약 80% 정도 안정적으로 해야 한다.

기초

단계	기초
도단	7 象상
수련기간	1일 약 45분
숨	아랫배 의식 집중된 상태에서 마시면 아랫배 나오고 토하면 아랫배 들어가고 리듬타며 자연스럽게 마시는 시간, 토하는 시간 같게, 지속적으로 적응시키며 해본다.
행공	누워서 앉아서 엎드려서 서서
운기	80% / 20%
참고사항	2단 호흡 익히기. 초보자, 정기신精氣神 3단三丹 집중법과 2단二段 숨쉬기법을 정확히 익히게 한다. 그후에 행공의 원리와 비결, 그리고 마음의 천심 따라하기. 대효지심을 모두 합하여 공부하는 비법을 가르친다. 숨을 마시고 내쉬는 전환점에서 잠깐 머무는듯한 잠깐의 머무름(止)의 순간을 느끼고 여유를 갖추며 들숨날숨해본다. 이때부터 약 0.5초 정도부터 잠시 머무름에 대한 이해를 몸으로 익히기 시작한다.

기초

단계	기초
도단	8象상
수련기간	1일 약 45분
숨	아랫배 흡호의 끝점따라 움직이기. *숨 길이는 몸에 맞게 한다.
행공	누워서 앉아서 엎드려서 서서 여러 자세를 반복하면서 단전호흡이 지속적으로 될 수 있도록 한다.
운기	三丹田 上丹 中丹 下丹田 合一
참고사항	2단 호흡 익히기. 초보자, 정기신精氣神 3단三丹 집중법과 2단二段 숨쉬기법을 정확히 익히게 한다. 그후에 행공의 원리와 비결, 그리고 마음의 천심 따라하기. 대효지심을 모두 합하여 공부하는 비법을 가르친다. 80%를 몸으로 확실히 느끼어 임의롭게 할 수 있게 한다.

기초

단계	기초
도단	9象상
수련기간	1일 약 45분
숨	아랫배 흡호의 끝점따라 움직이기. *숨 길이는 몸에 맞게 한다.
행공	50 행공 자세를 몸에 맞게 배우며 시작한다.
운기	2단 둥글 남중 / 止(머룬다)
참고사항	2단 호흡 익히기. 초보자, 정기신精氣神 3단三丹 집중법과 2단二段 숨쉬기법을 정확히 익히게 한다. 그후에 행공의 원리와 비결, 그리고 마음의 천심 따라하기. 대효지심을 모두 합하여 공부하는 비법을 가르친다. 지止 멈춤은 잠시 머문다를 체득해야 한다. 기도와 숨을 꽉 막고 닫히게 하는 습관을 하면 안된다.

수修 (중기, 건곤)	1수　　　　2수	3수　　　　4수	5수　　　　6수
심법 心法	정신(뇌), 마음(심장)의 기운을 하단전 바라본다. (집중한다.)	정신(뇌), 마음(심장)의 기운을 하단전 바라본다. (집중한다.) 하단전 바라보는 의식과 마음까지 내려 하단전에 모아본다.	하단전에 정신, 마음 모두 모아 집중한다.
신법 身法	자세를 익히는 과정에서는 물 위에 나를 맡기듯 공기 중에 나를 완전히 맡기고 편안하게 한다. 자세가 여러 개이지만 하나의 자세처럼 자연스럽게 교체한다. 잘 되는 동작 중심으로 맛을 본다.	동작이 중기 50개, 건곤 23개지만 한 동작, 한 노래처럼 하나로 움직인다. 잘 되는 자세는 유지하고, 잘 안 되는 자세는 하나 하나씩 잘 되게 길게, 반복하며 보충한다.	완전히 하나의 노래를 시작하여 노래를 마치듯 동작을 소화해 낸다. 모두 잘 되게 한다.
식법 息法	들숨 배 나오고, 날숨 배 들어가고 조화롭게 들숨날숨의 숨결을 만들어내야 한다.	들숨날숨의 숨결이 안정되고 지속성 있게 해야 한다.	들숨날숨의 숨결이 안정되고 숨길이 열리기 시작해야 한다.

1단계

단계	중기단법 (1수~3수)
도단	1 修수
수련기간	1수~3수 약 30일
숨	5초 들숨 5초 날숨 세세흡입 약 5초, 세세호출 약 5초 하며 단전호흡
단전행공	중기단법 50 동작 배우기, 익히기
운기	쉼 없이 끝과 끝을 연결시킨다. 끝과 끝을 놓지 말고 마음을 같이 한다.
참고사항	세세호흡하기. 1. 세세호흡 2. 하단전 호흡 서서… 엉덩이 은은하게 조이면서 흡호한다. 하단전으로 모으는 연습과 2단段 호흡하는 연습 후 행공하면서 임의롭게 되어야 한다.

2단계

단계	중기단법 (1수~3수)
도단	2修수
수련기간	1수~3수 약 30일
숨	5초 들숨 5초 날숨 세세흡입 약 5초, 세세호출 약 5초 하며 단전호흡
단전행공	중기단법 50 동작 배우기
운기	직선으로 하던 것을 약간 둥근 타원형으로…
참고사항	행공 동작하며 엉덩이를 은은하게 조이면서 한다. 앉아서 할 때는 양 무릎을 은은히 누르고 엉덩이부터 서서히 조이는 듯하며 흡호한다. 기타 모든 동작을 마찬가지 정서로 한다.

3단계

단계	중기단법 (1수~3수)
도단	3 修수
수련기간	1수~3수 약 30일
숨	흡지호지호흡 10초 들숨 10초 날숨 세세호흡하되 정중행공한다.
단전행공	중기단법 50 동작이 임의롭게 되도록.
운기	점점 둥근 타원으로 그려본다.
참고사항	중기단법의 이론 공부- 음양학. 중기의 중심(태)의 탄성을 느끼며 묵직한 추를 돌린다. 돌아가듯 말리는 형상이 된다. 건곤단법 때부터 더 강하게 돌리게 된다.

4단계

단계	건곤단법 (4수~6수)
도단	4修수
수련기간	4수~6수 약 30일
숨	조식호흡 5초 들숨 5초 멈추고 5초 날숨 5초 멈추고 마시고 내쉬는 것을 일정하고 고요하게 세세하게 지속성 있게 해야 한다.
단전행공	건곤단법 23 동작 배우기
운기	마시면서 안으로 말아본다. 멈추고 말면서 머문다.
참고사항	건곤은 안으로 말리는 듯 운기한다. 허벅지와 엉덩이를 다 은은하게 조이며 한다. 지止에서 돌돌 마는 것부터 하는 것이 아니라 삼단이단법三丹二段法을 익히면서 후에 조식調息하고 후에 마는 것을 한다. (조식흡호 하면서 말리다가 지止에서 더 강하게 말린다.) 우선 마음으로 돌리다가 안으로 말아본다. 안되더라도 마음으로 그 느낌을 유지하는 것이 중요하다.

5단계

단계	건곤단법 (4수~6수)
도단	5修수
수련기간	4수~6수 약 30일
숨	조식호흡 5초 들숨 5초 멈추고 5초 날숨 5초 멈추고 호흡 행공하되 조식호흡한다.
단전행공	건곤단법 23 동작 익히기
운기	멈출 때 더 은은하게 안으로 밀며 한 점으로 모아낸다.
참고사항	조식호흡하며 배가 나오고 들어가는 것도 자동으로 되니 마음으로 숨길을 돌려본다. 이것을 제대로 익혀야 한다. *건곤단법의 이론 공부– 역학, 주역.

6단계

단계	건곤단법 (4수~6수)
도단	6修수
수련기간	4수~6수 약 30일
숨	조식호흡 5초 들숨 5초 멈추고 5초 날숨 5초 멈추고 호흡행공하되 조식호흡한다.
단전행공	건곤단법 23 동작이 임의롭게 되도록 한다.
운기	멈출 때 더 은은하게 안으로 밀며 한 점으로 모아낸다.
참고사항	조식호흡하며 배가 나오고 들어가는 것도 자동으로 되니 마음으로 숨길을 돌려본다. 이것을 제대로 익혀야 한다. *건곤단법의 이론 공부- 역학, 주역.

련煉 (원기)	1련　　　2련	3련　　　4련	5련　　　6련
심법 心法	임독 12, 14, 365 경락 유통을 심리적으로 시도한다.	심리적 경락 유통과 실질적 경락 유통의 차이점을 실지로 체험하기 시작해야 한다.	모두가 잘 되게 해야 한다. 실질적 정신 집중과 정신 안정의 차이점을 체감하여 경락 유통을 체득해나가야 한다.
신법 身法	아무리 어려운 자세도 안정되게 해야 한다. (몸에 맞게)	12 동작을 하나처럼 하되 숨결과 동작을 일치하여 움직인다. (동-정 / 정-동)	동작의 강약, 유(부드럽고), 고(딱딱하고)가 사라지고 새로운 몸이 되기 시작함을 감득하고 몸이 자연 자체가 된다.
식법 息法	숨이 안정된 상태의 자세 지의 고요함이 머뭄에 있고, 머뭄에서 마음과 몸이 열리기 시작함을 감득하기 시작한다.	숨결이 생기고 숨통이 트이기 시작하면 숨 기운이 축적됨을 알아차리고 오묘한 방법도 체득하게 된다.	숨통이 트여 자연호흡이 되고 숨길이 열려 화기호흡 된다.

1단계

단계	원기단법 (1련~6련) *天息호흡 자연호흡 원칙
도단	1 煉련
수련기간	1번~5번 15일씩 75일, 1일 45분 이상
숨	호흡은 자연호흡에 갈 수 있도록 노력해야 하며 무리하게 멈추는 것은 삼가해야 한다. 흡 자유, 지(止•머무는 시간) 약 10초, 호•호지 자유
단전행공	원기단법 1~10번 *모든 행공 자세는 배우고 익힌 후에 몸이 임의롭게 될 때까지 한다. 무리하면 안 된다. 무리하면 공든 탑이 무너진다.
운기	머무는 시간이 길어질수록 돌단에 힘이 모이기 시작한다.
참고사항	행공은 순서와 정확한 자세를 하는 것이 중요하다. 원기는 안으로 말면서 더 응축한다. 지(止)… 머무는 연습 후에 운기하면 된다. 행공 동작은 발끝, 손끝까지 은은한 기운이 들어가게 하며 해야 한다.

8단계

단계	원기단법 (1련~6련) *天息호흡 자연호흡 원칙
도단	2 煉련
수련기간	6번~10번 15일씩 75일, 1일 45분 이상
숨	호흡은 자연호흡에 갈 수 있도록 노력해야 한다. 무리하게 멈추는 것은 삼가해야 한다. 흡 자유, 지(止•머무는 시간) 약10초, 호•호지 자유
단전행공	원기단법 1~10번 *모든 행공 자세는 배우고 익힌 후에 몸이 임의롭게 될 때까지 한다. 무리하면 안 된다. 무리하면 공든 탑이 무너진다.
운기	머무는 시간이 길어질수록 돌단이 모이기 시작한다.
참고사항	정확한 자세는 돌단 숨쉬기를 할 수 있는 자세여야 한다. 숨쉬기가 안되는데 어려운 자세를 무리하게 하면 안된다. 지(止)의 느낌. 멈춤이 터보 엔진이나 무리하면 모든 것을 엉망으로 만들어 버린다.

9단계

단계	원기단법 (1련~6련) *天息호흡 자연호흡 원칙
도단	3 煉련
수련기간	11번~15번 15일씩 75일, 1일 45분 이상
숨	호흡은 자연호흡이다. 무리하게 멈추는 것은 삼가해야 한다. 흡 자유, 지(止•머무는 시간) 약 20초
단전행공	원기단법 11~20번 *모든 행공 자세는 배우고 익힌 후에 몸이 임의롭게 될 때까지 한다. 무리하면 안 된다. 무리하면 공든 탑이 무너진다.
운기	머무는 시간이 길어질수록 돌단의 힘이 모이기 시작한다.
참고사항	매일 반복해야 한다. 한 동작 시간 역시 무리 말고 몸과 마음에 맞추어서 해야 한다. 전수자는 몇 시간씩 길게 할 수 있는 능력이 있어야 한다. 멈춤이란 머무는 것이다. 무리 없이 머물다 보면 길어진다.

10단계

단계	원기단법 (1련~6련) *天息호흡 자연호흡 원칙
도단	4 煉련
수련기간	16번~20번 15일씩 75일, 1일 45분 이상
숨	호흡은 자연호흡이다. 무리하게 멈추는 것은 삼가해야 한다. 흡 자유, 지(止•머무는 시간) 약 20초 점차 화기호흡의 맛을 보기 시작해야 한다.
단전행공	원기단법 11~20번 *모든 행공 자세는 배우고 익힌 후에 몸이 임의롭게 될 때까지 한다. 무리하면 안 된다. 무리하면 공든 탑이 무너진다.
운기	머무는 시간이 길어질수록 돌단이 모이기 시작한다. 12경 (모자라면 멈추고 다시 그 지점부터)
참고사항	매일 반복해야 한다. 한 동작 시간 역시 무리 말고 몸과 마음에 맞추어서 해야 한다. 전수자는 몇 시간씩 길게 할 수 있는 능력이 있어야 한다. 멈춤이란 머무는 것이다. 무리 없이 머물다 보면 길어진다.

11단계

단계	원기단법 (1련~6련) *天息호흡 화기호흡 원칙
도단	5 煉련
수련기간	21번~25번 15일씩 75일, 1일 45분 이상
숨	호흡은 화기호흡에 갈 수 있도록 노력해야 한다. 무리하게 멈추는 것은 삼가해야 한다. 흡 자유, 지(止•머무는 시간) 약 30초
단전행공	원기단법 21~30번 *모든 행공 자세는 배우고 익힌 후에 몸이 임의롭게 될 때까지 한다. 무리하면 안 된다. 무리하면 공든 탑이 무너진다.
운기	머무는 시간이 길어질수록 돌단이 모이기 시작한다. 14경 (모자라면 멈추고 다시 그 지점부터)
참고사항	숨쉬기 길이는 들숨날숨을 합한 길이이다. 멈춤 길이도 포함한다. 들숨인지 날숨인지 멈춤인지 모를 정도로 깊이 하고 세세히 해야 한다. 멈춤이 머무른다로 느껴져야 하고 기운 모아 놓는 것을 할 줄 알아야 멈춤의 의미를 알 수 있다. 축기는 들숨날숨의 반복에서 약 80%에서 지속되었을 때 음양기운이 합실해서 생기는 것이지 멈춤 자체가 축기가 되는 것이 아니다. 멈춤은 기운을 모아내고 머물게 하는 것이 핵심이다. *원기단법의 이론 공부- 종교, 정역, 우주 변화

12단계

단계	원기단법 (1련~6련) *天息호흡 화기호흡 원칙
도단	6 煉련
수련기간	26번~30번 15일씩 75일, 1일 45분 이상
숨	호흡은 화기호흡이다. 무리하게 멈추는 것은 삼가해야 한다. 흡 자유, 지(止•머무는 시간) 약 30초
단전행공	원기단법 21~30번 *모든 행공 자세는 배우고 익힌 후에 몸이 임의롭게 될 때까지 한다. 무리하면 안 된다. 무리하면 공든 탑이 무너진다.
운기	머무는 시간이 길어질수록 돌단이 모이기 시작한다. 365경 (모자라면 멈추고 다시 그 지점부터)
참고사항	숨쉬기 길이는 들숨날숨을 합한 길이이다. 멈춤 길이도 포함한다. 들숨인지 날숨인지 멈춤인지 모를 정도로 깊이 하고 세세히 해야 한다. 멈춤이 머무른다고 느껴져야 하고 기운 모아 놓는 것을 할 줄 알아야 멈춤의 의미를 알 수 있다. 축기는 들숨날숨의 반복에서 약 80%에서 지속되었을 때 음양기운이 합실해서 생기는 것이지 멈춤 자체가 축기가 되는 것이 아니다. 멈춤은 기운을 모아내고 머물게 하는 것이 핵심이다. *원기단법의 이론 공부- 종교, 정역, 우주 변화

13단계

단계	진기단법 (1지~10지) *임독맥 강 건너기
도단	1 智지
수련기간	진기단법- 20개월 이상
숨	대기승출입 호흡 몸이 요구하는 대로 자연스럽게. 이때부터 마시고 머무는 시간이 점차 길어지지만 무리하면 안 된다. 완전한 자연호흡의 상태의 화기호흡으로 운기에 초집중해야 한다. 흡•흡지, 호•호지 자유, (9-1)~(1~1), 점차 숙달
단전행공	5 동작 배우고 익힌다.
운기	(9-1), (8-1), (7-1)…(1-1) 임독맥을 부지런히 반복한다. (1-1) 할 때 즈음부터 축기가 된 정도에 따라 영체를 만들어낼 수 있다.
참고사항	명상이나 참선과는 다르다. 정기신 精氣神 삼단이단 三丹二段 호흡을 하면 명경지수 明鏡之水의 정신이 절로 든다. 눈은 반개 半開하여 집중을 더 강화해 나간다. 영체 띄울 때 강하게 집중하기 위해 반개 半開한다. 영체를 만들어내야 한다.

14단계

단계	진기단법 (1지~10지) *임독맥 강 건너기
도단	2 智지
수련기간	진기단법- 20개월 이상
숨	대기승출입 호흡 몸이 요구하는 대로 자연스럽게. 이때부터 마시고 머무는 시간이 점차 길어지지만 무리하면 안 된다. 완전한 자연호흡의 상태의 화기호흡으로 운기에 초집중해야 한다. 흡•흡지, 호•호지 자유, (9-1)~(1-1), 점차 숙달
단전행공	5가지 행공 후에 편한 자세로 오래 해도 된다. 고도로 정신이 집중되어 있으면 영체 공부도 할 수 있는 기틀이 된다.
운기	(9-1), (8-1), (7-1)…(1-1) 임독맥을 부지런히 반복한다. (1-1) 할 때 즈음부터 축기된 정도에 따라 영체를 만들어 내기 시작한다.
참고사항	명상이나 참선과는 다르다. 정기신精氣神 삼단이단三丹二段 호흡을 하면 명경지수明鏡之水의 정신이 절로 든다. 눈은 반개半開하여 집중을 더 강화해 나간다. 영체 띄울 때 강하게 집중하기 위해 반개半開한다. 이때부터는 영체 만들어 실지 내 모습과 같이 완성해야 한다.

15단계

단계	진기단법 (1지~10지) *임독맥 강 건너기
도단	3 智지
수련기간	진기단법- 20개월 이상
숨	대기승출입 호흡 몸이 요구하는 대로 자연스럽게. 이때부터 마시고 머무는 시간이 점차 길어지지만 무리하면 안 된다. 흡•흡지, 호•호지 자유, (1~1), 계속
단전행공	5가지 행공 후에 편한 자세로 오래 해도 된다. 고도로 정신이 집중되어 있으면 영체 공부도 할 수 있는 기틀이 된다.
운기	영체는 처음부터 저절로 띄워지는 것이 아니다. 내가 집중하여 우선 만들어내야 한다. 하얗게 안개 같은 모습이 보이고 집중하다보면 만들어지고 숨의 들숨날숨이 다른 것을 같아지게 해야 한다.
참고사항	진기에서 정신력 가지고 응축된 기를 영체 띄워서 돌린다. 자개自開하는 절차이다. 강 건널 때는 축기가 되어야 영체를 만들 수 있다. 그후 쉬임 없이 돌리는 운기 연습을 해야 한다. 후에 영체와 내가 같은 모습으로 되고, 다시 나와 호흡이 일치되게 해야 한다.

16단계

단계	진기단법 (1지~10지) *임독맥 강 건너기
도단	4 智지
수련기간	진기단법- 20개월 이상
숨	대기승출입 호흡 몸이 요구하는 대로 자연스럽게. 이때부터 마시고 머무는 시간이 점차 길어지지만 무리하면 안 된다. 흡•흡지, 호•호지 자유, (1~1), 계속
단전행공	5가지 행공 후에 편한 자세로 오래 해도 된다. 고도로 정신이 집중되어 있으면 영체 공부도 할 수 있는 기틀이 된다.
운기	실제 나와 같은 분심을 만들어낸 후에 분심호흡 상태가 나와 같게 하는 것이 임의롭게 되어야 한다. 후에 분심에서 호흡을 자유롭게 할 수 있어야 한다.
참고사항	진기에서 정신력 가지고 응축된 기를 영체 띄워서 돌린다. 자개自開하는 절차이다. 강 건널 때는 축기가 되어야 영체를 만들 수 있다. 그후 쉼 없이 돌리는 운기 연습을 해야 한다. 분심에서 나와 일치된 호흡이 될 수 있도록 끊임없이 노력해야 한다.

17단계

단계	진기단법 (1지~10지) *임독맥 강 건너기
도단	5 智지
수련기간	진기단법- 20개월 이상
숨	대기승출입 호흡 몸이 요구하는 대로 자연스럽게. 이때부터 마시고 머무는 시간이 점차 길어지지만 무리하면 안 된다. 흡•흡지, 호•호지 자유, (1~1), 계속
단전행공	공단법- 무신행공에서 임독맥 완성 시키는 영체를 만들어낸다. 나머지 행공 자세는 임독맥 운기연습 한다.
운기	점차 집중하며 형체를 만들어낸다. 나의 모습과 같이 만들어낸다. *분심법分心法 공부 분심이 나와 호흡이 일치되어 임의롭게 숨쉬기가 되면 분심에서 운기를 가능하게 시도한다. 운기가 자연스러워지면서 영체를 내가 원하는 장소로 보내어 수련시켜 본다. 자꾸만 멀리 보내어 가능하게 한다.
참고사항	영체는 하얗게 시작해 점차 구체적인 색깔과 모양이 나온다. 영체를 숨쉬기, 운기를 임의롭게 한 후에 멀리 보내어 수련을 시켜본다.

18단계

단계	진기단법 (1지~10지) *임독맥 강 건너기
도단	6 智지
수련기간	진기단법- 20개월 이상
숨	합기호흡 몸이 요구하는 대로 자연스럽게. 이때부터 마시고 머무는 시간이 점차 길어지지만 무리하면 안 된다. 흡•흡지, 호•호지 자유, (1~1), 계속
단전행공	공단법- 무신행공에서 임독맥 완성 시키는 영체를 만들어낸다. 나머지 행공 자세는 임독맥 운기연습 한다.
운기	완성된 나의 분심에서 점차 운기가 임의롭게 되다 보면 아랫단에서 붉은 기운이 돌다, 노란 기운이 돌기 시작한다.
참고사항	분명히 나와 같은 분심에서 운기를 수행하면 분심 자체에서 기운이 응축되어 돌기 시작한다.

19단계

단계	진기단법 (1지~10지) *임독맥 강 건너기
도단	7 智지
수련기간	진기단법- 20개월 이상
숨	합기호흡 몸이 요구하는 대로 자연스럽게. 이때부터 마시고 머무는 시간이 점차 길어지지만 무리하면 안 된다. 흡•흡지, 호•호지 자유
단전행공	공단법- 무신행공에서 임독맥 완성 시키는 영체를 만들어낸다. 나머지 행공 자세는 임독맥 운기연습 한다.
운기	분심, 영체가 이때부터 완전한 푸른색 기운이 운행된다. 푸른색 기운이 돌기 시작하면서 내 몸에 큰 변화가 3번 다가온다. 더욱 적적성성한 가운데 자연스럽게 받아들여야 한다.
참고사항	상상할 수 없는 뜨거운 열기가 운행하기 때문에 반드시 영체를 통해 돌리고, 귀 뒤로 돌리는 습관을 해야 한다. *고금古今의 여러 타단체 임독맥 유통은 밝돌법의 유통과 다른가 한다.

20단계

단계	진기단법 (1지~10지) *임독맥 강 건너기
도단	8 智지
수련기간	진기단법- 20개월 이상
숨	합기호흡 몸이 요구하는 대로 자연스럽게. 이때부터 마시고 머무는 시간이 점차 길어지지만 무리하면 안된다. 흡•흡지, 호•호지 자유
단전행공	공단법- 무신행공에서 임독맥 완성 시키는 영체를 만들어낸다. 나머지 행공 자세는 임독맥 운기연습 한다.
운기	삼진이 오면서 임독맥이 완전히 열리고 분심에서 분신으로 자연히 되기 시작한다.
참고사항	상상할 수 없는 뜨거운 열기가 운행하기 때문에 반드시 영체를 통해 돌리고, 귀 뒤로 돌리는 습관을 해야 한다. *고금古今의 여러 타단체 임독맥 유통은 밝돌법의 유통과 다른가 한다.

21단계

단계	진기단법 (1지~10지) *임독맥 강 건너기
도단	9 智지
수련기간	진기단법- 20개월 이상
숨	합기호흡 몸이 요구하는 대로 자연스럽게. 이때부터 마시고 머무는 시간이 점차 길어지지만 무리하면 안 된다. 흡•흡지, 호•호지 자유, (1-1) 계속, 자개自開
단전행공	공단법- 무신행공에서 임독맥 완성 시키는 영체를 만들어낸다. 나머지 행공 자세는 임독맥 운기연습 한다.
운기	이때부터 자연스럽게 내 몸 속에 안과 밖에 대한 밝음이 열린다. 내 몸 안은 투시가 절로 되기 시작하고 내 몸 밖은 통리가 절로 되기 시작한다. 그리고 피부가 열리기 시작하여 심신이 완전히 바뀌기 시작한다.
참고사항	더욱 잠심하여 심신의 변함을 자연스럽게 받아들여야 한다.

22단계

단계	진기단법 (1지~10지) *임독맥 강 건너기
도단	10 智지
수련기간	진기단법 - 20개월 이상
숨	합기호흡 몸이 요구하는 대로 자연스럽게. 이때부터 마시고 머무는 시간이 점차 길어지지만 무리하면 안 된다. 흡•흡지, 호•호지 자유, (1-1) 계속, 자개自開
단전행공	공단법 - 무신행공에서 임독맥 완성 시키는 영체를 만들어낸다. 나머지 행공 자세는 임독맥 운기연습 한다.
운기	숨쉬기 자체가 폐 호흡에서 점차 피부 숨쉬기로 변화하기 시작한다. 완전히 몸이 바뀌는 것이니 더 잠심하여 자연과 하나되어 받아들이기 시작해야 한다.
참고사항	삼합, 조리단법 수련을 위한 기본 피부호흡이 되기 시작하는 상태이다. 더욱 변화에 침착하게 대처해야 한다.

23단계

단계	삼합단법 (1지~8지) *피부호흡 강 건너기
도단	1 地지
수련기간	30개월
숨	조화호흡 (무진호흡)
단전행공	동작을 배우고 익힌다. 마음과 몸의 갖춤을 제대로 하고 행공에 임한다.
운기	영체를 통해서 1지에서 3지 삼청단법 초기에는 9번 숨쉬다가 1번 피부호흡하고 8번 숨쉬다가 1번 피부 호흡하고 7번 숨쉬다가 1번 피부 호흡하고 점차 줄여나가면서 피부호흡을 완전히 완성시며 나가는 과정이다.
참고사항	삼합은 피부호흡으로 하는 임독맥 자개 절차이다.

24단계

단계	삼합단법 (1지~8지) *피부호흡 강 건너기
도단	2 地지
수련기간	30개월
숨	조화호흡
단전행공	동작을 배우고 익힌다. 마음과 몸의 갖춤을 제대로 하고 행공에 임한다.
운기	영체를 통해서 1지에서 3지 삼청단법 초기에는 9번 숨쉬다가 1번 피부호흡하고 8번 숨쉬다가 1번 피부 호흡하고 7번 숨쉬다가 1번 피부 호흡하고 점차 줄여나가면서 피부호흡을 완전히 완성시며 나가는 과정이다.
참고사항	삼합은 피부호흡으로 하는 임독맥 자개 절차이다.

25단계

단계	삼합단법 (1지~8지) *피부호흡 강 건너기
도단	3 地지
수련기간	30개월
숨	조화호흡
행공	좌세, 와세 행공
운기	피부호흡되면 영체 띄워 시키면서 한다. 피부가 더 벗겨져서 새로운 피부가 되니 옷이나 환경, 음식에 각별히 신경을 써야 한다.
참고사항	기공호흡으로 육장육보와 전신 각 경락혈을 완전 유통시키는 묘경의 수련이다.

26단계

단계	삼합단법 (1지~8지) *피부호흡 강 건너기
도단	4 地지
수련기간	30개월
숨	조화호흡
행공	좌세, 와세 행공
운기	영체 통하여 흡시 상천上天, 호시 하지下地하여 반복한다.
참고사항	분심이 상천하면서 실지로 몸이 뜰 수 있으니 적적성성의 고요함을 놓치면 안된다.

27단계

단계	삼합단법 (1지~8지) *피부호흡 강 건너기
도단	5 地지
수련기간	30개월
숨	조화호흡
행공	좌세, 와세 행공
운기	흡- 높이 띄우고 호-에 내리고 반복하면서 더욱 높인다. 자꾸만 높이 멀리 보내고 오고 하는 것이 핵심이다. 고도의 정신 집중으로 정신이 강해야 가능하다.
참고사항	영체를 높이 띄우는게 중요한 공부이기 때문에 이 수련 시에는 방해 받지 않는 최적의 수련 환경과 장소가 필요하다.

28단계

단계	삼합단법 (1지~8지) *피부호흡 강 건너기
도단	6 地지
수련기간	30개월
숨	조화호흡
행공	좌세, 와세 행공
운기	흡- 높이 띄우고 호-에 내리고 반복하면서 더욱 높인다. 자꾸만 높이 멀리 보내고 오고 하는 것이 핵심이다. 고도의 정신 집중으로 정신이 강해야 가능하다.
참고사항	영체를 높이 띄우는게 중요한 공부이기 때문에 이 수련 시에는 방해 받지 않는 최적의 수련 환경과 장소가 필요하다.

29단계

단계	삼합단법 (1지~8지) *피부호흡 강 건너기
도단	7 地지
수련기간	30개월
숨	조화호흡
행공	좌세, 와세 행공
운기	영체도 피부호흡되고 임독맥 자개하며 멀리 띄우고 보내기를 자유롭게 한다. *분심법分心法, 분신법分身法 공부 몸이나 영체가 다같이 이루도록 반복. 먼저 영체 공부를 해야 한다.
참고사항	영체를 높이 띄우는게 중요한 공부다. 식사는 생생한 초식으로 한다. 명경지수 청정심을 놓치 말아야 한다. 평상시 자연소재 옷 입고 몸을 따스하게 보호해야 한다.

30단계

단계	삼합단법 (1지~8지) *피부호흡 강 건너기
도단	8 地지
수련기간	30개월
숨	조화호흡 (공진호흡)
행공	좌세, 와세 행공
운기	영체도 피부호흡되고 임독맥 자개하며 멀리 띄우고 보내기를 자유롭게 한다. *분심법分心法, 분신법分身法 공부 몸이나 영체가 다같이 이루도록 반복. 먼저 영체 공부를 해야 한다.
참고사항	영체를 높이 띄우는게 중요한 공부다. 식사는 생생한 초식으로 한다. 명경지수 청정심을 놓치 말아야 한다. 평상시 자연소재 옷 입고 몸을 따스하게 보호해야 한다.

31단계

단계	조리단법 (9지~15지) *天人 地人 人人 각각 合一, 天地人合一
도단	9 地지
수련기간	30개월
숨	분신 피부호흡 (삼진호흡)
행공	좌세, 와세 행공 선택
운기	(9-1)~(1-1) 피부호흡하며 전신유통(365 유통) 한 번에 될 때까지 하늘 기운과 따로 합일해보고 땅 기운과 따로 합일해보고 사람 기운과 따로 합일해본다. 잘되면 모두 합하여 합일해본다.
참고사항	조리는 천지인이 합실하여 하나되는 절차이다. 천과 인을 합일시키고 지와 인을 합일시키고 인과 인을 합일시키고 각각 숙달된 후에 천지인 모두 합일시키는 공부를 시도한다.

32단계

단계	조리단법 (9지~15지) *天人 地人 人人 각각 合一, 天地人合一
도단	10 地지
수련기간	30개월
숨	분신 피부호흡
행공	좌세, 와세 행공 선택
운기	(9-1)~(1-1) 피부호흡하며 전신유통(365 유통) 한 번에 될 때까지 하늘 기운과 따로 합일해보고 땅 기운과 따로 합일해보고 사람 기운과 따로 합일해본다. 잘되면 모두 합하여 합일해본다.
참고사항	조리는 천지인이 합실하여 하나되는 절차이다. 천과 인을 합일시키고 지와 인을 합일시키고 인과 인을 합일시키고 각각 숙달된 후에 천지인 모두 합일시키는 공부를 익힌다.

33단계

단계	조리단법 (9지~15지) *天人 地人 人人 각각 合一, 天地人合一
도단	11 地지
수련기간	30개월
숨	분신 피부호흡
행공	좌세, 와세 행공 선택
운기	영체도 혼연일체 되어 전신유통 빈틈없이 유통시킨다. *분심법分心法, 분신법分身法 공부
참고사항	조리는 천지인이 합실하여 하나되는 절차이다. 천과 인을 합일시키고 지와 인을 합일시키고 인과 인을 합일시키고 각각 숙달된 후에 천지인 모두 합일시키는 공부를 지속한다.

34단계

단계	조리단법 (9지~15지) *天人 地人 人人 각각 合一, 天地人合一
도단	12 地지
수련기간	30개월
숨	분신 피부호흡
행공	좌세, 와세 행공 선택
운기	영체도 혼연일체 되어 전신유통 빈틈없이 유통시킨다. *분심법分心法, 분신법分身法 공부
참고사항	조리는 천지인이 합실하여 하나되는 절차이다. 천과 인을 합일시키고 지와 인을 합일시키고 인과 인을 합일시키고 각각 숙달된 후에 천지인 모두 합일시키는 공부가 임의롭게 되게 한다.

35단계

단계	조리단법 (9지~15지) *天人 地人 人人 각각 合一, 天地人合一
도단	13 地지
수련기간	30개월
숨	분신 피부호흡
행공	좌세, 와세 행공 선택
운기	영체도 혼연일체 되어 전신유통 빈틈없이 유통시킨다. *분심법分心法, 분신법分身法 공부 비로소 天地人 合一의 진의를 몸으로 얻는다.
참고사항	조리는 천지인이 합실하여 하나되는 절차이다. 천과 인을 합일시키고 지와 인을 합일시키고 인과 인을 합일시키고 각각 숙달된 후에 천지인 모두 합일시키는 공부가 임의롭게 되야 한다.

36단계

단계	조리단법 (9지~15지) *天人 地人 人人 각각 合一, 天地人合一
도단	14 地지
수련기간	30개월
숨	분신 피부호흡
행공	좌세, 와세 행공 선택
운기	영체도 혼연일체 되어 전신유통 빈틈없이 유통시킨다. *분심법分心法, 분신법分身法 공부 비로소 天地人 合一의 진의를 몸으로 얻는다.
참고사항	조리는 천지인이 합실하여 하나되는 절차이다. 천과 인을 합일시키고 지와 인을 합일시키고 인과 인을 합일시키고 각각 숙달된 후에 천지인 모두 합일시키는 공부가 임의롭게 된다.

37단계

단계	조리단법 (9지~15지) *天人 地人 人人 각각 合一, 天地人合一
도단	15 地지
수련기간	30개월
숨	분신 피부호흡
행공	좌세, 와세 행공 선택
운기	몸과 영체를 자유자재 될 때까지 공부한다. *분심법分心法, 분신법分身法 공부 비로소 天地人 合一의 진의를 몸으로 얻는다.
참고사항	조리는 천지인이 합실하여 하나되는 절차이다. 천과 인을 합일시키고 지와 인을 합일시키고 인과 인을 합일시키고 각각 숙달된 후에 천지인 모두 합일시키는 공부한다. 무극, 태극, 황극의 기운 분별력과 통합력 수련

선도단법

단계	선도단법
도단	무궁조화
수련기간	자율
숨	자율
행공	-
운기	국선도 밝돌법 9단계를 모두 마치고 도의 길을 가는 사람인 도인으로서 역할 하는 삶의 길을 걷는다.
참고사항	

九息度

단계	숨	呼吸	一心道	性情	五道德	六倫理
1 息度	(화살표가 중앙점으로 모이는 그림)	丹田呼吸	正心	水 厥陰風木 少陰君火	智 원만한 의지의 사고량(思考量)이니, 심성(心性)의 의지(意志)가 되고, 지(智)가 있음으로 하여 지감(知感)이 된다.	誠心 성심은 사람이 천리(天理)를 따르고 인도(人道)를 행하고자 하는 올바른 주체적인 마음의 자세다. 수도자는 만사에 성심성의로 임해야 한다. 敬天 경천은 천리를 따르는 수도자의 귀본적(歸本的) 정신이다. 수도자는 항상 하늘의 뜻을 받들어야 한다.
2 息度	(좌우 점과 중앙점, 점선 그림)	止息呼吸	正視	火 太陰濕土	禮 예(禮)는 분명한 조리(條理)의 관찰력이니 심성의 조례(條禮)가 되고, 예가 있음으로 하여 분변(分辨)이 된다.	忠國 충국은 국민 생활의 기본적 상식이니, 나와 나라는 둘이 아니다. 나라는 나를 위하고 나는 나라를 위하여 살아야 한다.
3 息度	(마름모 네 꼭짓점 그림)	調息呼吸	正覺	木 少陽相火	仁 인(仁)은 생생활기(生生活氣)의 지선(至善)한 양심이니 심성의 인이 되고, 인성(仁性)은 생에 대한 절대적 욕망의 본성이 된다.	孝親 효친은 인륜(人倫)의 기초요 민족정신의 기반이니 선조(先祖)의 유덕(遺德)이 여기서 계승 발현(繼承發顯) 된다. 우리는 항상 선조의 은공(恩功)을 잊지 말아야 한다.
4 息度	(원 위 네 점 그림)	自然呼吸	正道	金 太陽寒水	義 의(義)는 적의 제재(適宜制裁)의 정당(正當)한 조치(措置)이니 심성의 의가 되고, 의성(義性)은 불선(不善)과 부당(不當)한 것을 억제한다.	親和 친절(親切)과 화합(和合)이니, 모든 미덕(美德)의 으뜸이 된다. 화합은 친절에서 이루어짐을 명심하여야 한다.
5 息度	(타원 양 끝 점 그림)	和氣呼吸	正行	土 陽明燥金	信 신(信)은 의지(意志), 조리(條理), 지선(至善), 정당(正當)이 단합하여 일심(一心)이 되어서 항구적(恒久的) 행동의 신(信)이다. 신(信)이 없으면 진실이 아니다.	眞實 진실은 성심(誠心), 경천(敬天), 충국(忠國), 효친(孝親), 친화(親和)를 진실되게 실행하는 것이니, 진실된 행위가 아니면 가유(假有)[가면(假面)]이니, 진실한 행동이 수도자의 으뜸이 된다.

단계	숨	呼吸	一心道	性情	五道德	六倫理
6 息度	⬬	大氣乘出入呼吸	正覺道源	五土		
7 息度	⬬	合氣呼吸	體智體能	五土	空眞 人體主義 個全一如觀 一和統一	
8 息度	✥	調和呼吸	伏道一和	五土		
9 息度	✳	氣孔呼吸	救活蒼生	五土		

24/

삼극과 소통하는 사람의 몸, 마음, 정신 그리고 수련의 세계

무갑산 산중 수련원에서 청산 사부님과 함께
지내고 있을 때 가끔 외부에서 낯선 손님이
인연 따라 잠시 머물다 가곤 했습니다.

청산 사부님은 그분들이 산중에서 느끼는
무력함을 달래주기 위함인지, 사부님이 좋아서
즐기시는 것인지 모르지만 그분들과 바둑이나
장기를 자주 두곤 하셨습니다.

당시 사회에서 공공성 회복 운동을 하던,
꽤나 그 세계에서 이름이 알려진 청년이
와 있던 때가 있었는데, 하루는 사부님이
그분과 바둑을 두시고 나서는 내게 조용히
귓속말처럼 하신 말씀이 있었습니다.

"내가 바둑은 9단계로 둘 수 있는데,
이분은 3단계로 두면 딱 맞아."
하시는 것이었습니다.

보통 사회에서는 몇 급인지 몇 단인지 하며
하수가 먼저 몇 개의 바둑돌을 두고
시작합니다.

그런데 사부님께서는 바둑을 두실 때
그런 격식이 없으셨고, 스스로 단계를
조절하여 상대방 실력에 맞추어 두셨습니다.

저는 사부님의 말씀이 무슨 뜻일까 하고
곰곰이 며칠을 생각하다 별 대수롭지 않은
말씀인가 하여 지나쳤습니다.

그런데 어느 날 다시,
"순천 하며 바른 삶을 살고,
바른 수행을 하려면 나 스스로 하늘과
하나처럼 맞추어 살아야 재미가 있어.
내가 바둑에서 항상 지거나 이기기만 해서는
무슨 재미가 있겠느냐?
상대방에게 맞춰서 바둑을 두면서
단계를 조절해야 맛이 나지." 하시는
것이었습니다.

그제야 사부님께서 그간 몇 해 동안
여러 사람과 바둑 장기를 두시는 것을 봤는데,
단 한 번도 심각하거나 조용하게 두시는 것을
보지 못했다는 것이 기억났습니다.

사부님께서는 항상 천진한 아이처럼 웃으며
화기애애하게 바둑을 두시던 기억만 남아있는
것이었습니다.

그래서 바둑을 함께 두셨던 분들도
모두 즐거워했고, 사부님과 바둑이나 장기를

더 자주 두고 싶어 하셨지만 어려워 말을
못 했던 기억이 생생합니다.

저는 이런 화두를 붙들고 한동안 수도자로서
대우주 대자연과 함께 율려 운동을 해 나가는
동반자로서 어떻게 항상 재미있고 즐겁게
수행해야 하는가를 생각하며 지내기
시작했습니다.

훗날 같은 하늘 같은 공간에서도 매일같이
공기의 흐름이 다르다는 것을 감득해 나가기
시작했습니다. 물도 물맛이 다른 것을,
성분이 다르면 역할이 다르다는 것을
알게 되면서 하늘도 마찬가지로
공기 중의 성분이 변하면서
그 안에 사는 생명들이 분화 발전하는
패턴이 달라지는 것을 감지하기 시작했습니다.

그러는 과정에 하늘과 주파수를 맞출 줄
알아야 이 맛의 깊이를 제대로 공부할 수
있겠다는 것을 알게 되었고,

더 깊은숨을 쉬고 더 다양한 숨을 쉬면서
내 정신, 마음의 작동과 작용에 의해
어떻게 하늘이 변하는지를 분명하게
감지하면서 수련하던 시절이 있었습니다.

나중에 사회에 나와서는 옛 분들이 펴낸
이런저런 서적을 보면서 이분들이
어떤 의미에서 법을 펼친 것인지 느끼고
분별할 수 있게 되었습니다.

사람이 마음과 정신을 어떻게 갖추고
생활하는 가는 스스로 물잔 안 물의 성분을
만들어 내는 것이나 다름없습니다.
물의 성분에 따라 여러 요리를 할 수 있는
청정한 물도 되고 아무짝에도 쓸모없는
흙탕물도 되고 하는 것입니다.

사람의 마음, 정신, 몸 사용법의 근원이자
원천적 힘은 넋얼령 에너지의 모습이고,
사람들은 이것을 정신이다, 마음이라 하여
온 것입니다.

이 마음, 정신, 몸을 이루는 생명체는
하늘과 늘 소통하고 있는데
그 소통의 원리와 시스템을 알고 살아간다면,
나아가 이를 체득하며 살아간다면
더욱 값진 삶의 시간을 만들어 살 수 있습니다.

천외천天外天, 천내천天內天이라는 말은
살아가면서 한 번쯤 들어 본 말일 것입니다.
하늘 밖의 또 다른 하늘, 하늘 안의 또 다른
하늘의 존재를 얘기합니다.

대우주에 대한 정보는 지구에 사는 인간의
입장에서 대우주를 보고 관찰하고 탐구하고
이해한 입장에서 그 경험과 지식이 모여
쌓입니다.

지금까지 인간의 입장, 인간의 시각, 인간의
이해도를 가지고 쌓인 경험과 지식을 가지고
사람들은 대우주의 진리처럼 대하고 있습니다.
하지만 아직도 더 연구하고 탐구할 공간과
시간이 필요합니다.

한세월 바뀌면 또다시 어떤 설이 나타날지
아무도 모르는 일입니다.

옛 분들은 천체를 관찰하는 도구나 과학
기술이 지금처럼 발달하지 않았지만,
오직 정신과 마음의 수양을 오랜 세월 고도로
수련하는 과정에서 느낀 독특하고 특별한
체험과 자각을 통하여 대우주의 비밀스러운
문을 열어 그 현상을 하늘에는 세 가지 기운이
존재한다는 것으로 풀어냈던 것입니다.

그 세 기운은 무극의 기운, 태극의 기운,
황극의 기운이라 하여 전해져 왔습니다.

이 세 기운은 무극이 변하여 태극이 되고,
태극이 변해 황극이 되는 것으로
후대에서 해설하고 있지만, 하늘의 실체는
세 기운이 하나처럼 존재하고,
하나가 세 기운이 되어 작동하는 것입니다.

세 기운의 선후가 있는 것이 아니라
공존하고 있고, 항변하면서 유지, 보존하며
하늘의 법칙대로 행하고 있는 것입니다.

그래서 대우주의 모든 법칙을 풀어보면
하나이거나 셋이라는 불변의 법칙이
어느 곳, 어떤 것에도 존재하는 것입니다.

사실 어떤 공간에 동질성을 갖춘 에너지가
무한대로 존재함으로써 하나의 우주 공간이라
해야 하는 것입니다.

현대 양자역학에서 이런 현상에 대하여
텅 빈 것이 아니라 소립자로 꽉 차 있다고
하거나, 파동이 대우주에 충만한 현상이라고
하거나, 소립자의 이중성이라고 하는 등
이해하기 어렵게 하는 이야기들 모두
이 삼극의 공간으로 생겨나는 현상들입니다.

대우주를 포함하여 지구촌 어떤 만물도
소립자로 이루어져 있습니다.

동시에 사람은 우주의 소립자와 항상
교류하며 절로 소통하고 있습니다.

우주의 근원 에너지는 스스로가 우주의
법칙대로 동질의 소립자끼리 스스로 모이고
분산하면서 세 종류의 공간을 만들고,
하나로 섞여 있지만 그중에 무극의 공간을
만드는 극 소립자들이 움직임의 파장을 통해
무극 공간에서 그 역할이 다하면 태극의
활동을 통해 공간을 만들고, 그 역할이 다하면
황극의 공간을 만들어 이후에는 동시에
하나이자 셋으로 이합집산하며 완전히
하나처럼 된 상태에서 활동하며
우주정신을 발산합니다.

이 하나이자 세 가지의 기운은 사람에게
다가와 이미 부모의 소립자를 받아
몸의 형태를 형성한 한 생명체가 모태로부터
우주공간으로 드러남과 동시에
사람을 구성하는 소립자와 동질성을 띠는
소립자가 하나되어 합해진 채 성장합니다.

그리고 수시로 이합집산하며 대우주와 스스로
교류하고 소통하는 작동을 하면서
우주와 같은 소우주의 사람으로서
평생을 생명 활동하는 것입니다.

사람과 늘 소통하는 삼극 에너지들의
활동상에 대하여 사람은 수시로
그 감각을 체험하고 자각하며 살고 있습니다.

어떤 계기가 있거나 기연을 얻어 하늘과 같은
흐름의 파장으로 만들어지면 누구든지
언제든지 수시로 어떤 현상이 생겼을 때
신체에 나타나는 마음과 정신의 활동상을
통해 우리 마음과 정신의 실체를 알 수 있는
것입니다.

아득히 깊은 우주에 대한 이야기는
이해하기 어려운 형이상학적 이야기이기
때문에 우리 조상들은 지혜롭게 빛을 통해서
얘기했습니다.

빛의 파장이 없으면 그림자는 생기지
않습니다. 그림자는 빛이 만들어내는 것인데
내가 그곳에 있기 때문에 만들어집니다.

그림자가 있다는 것은 빛의 파장이 비추고
있다는 증거입니다. 내가 주체가 되어
존재하고 빛이 존재한다는 것입니다.

이런 우주 근원 에너지가 항상 우리 마음과
동질인 상태에서 소통하는 모습이 눈에
보이지 않으므로 그 그림자를 증거 삼아
마음이라고 하는 것은 우리 선조들의 고상한
생각이자 표현이라 할 수 있습니다.

이는 실제로 햇빛은 아니지만 우주의 파장
에너지로서 햇빛과 같은 원초적 생명
에너지의 근원입니다.

이는 햇빛이 비치면 그림자가 생기는 원리에
빗대어 그림자를 보고 물체가 있는 것을
확인하듯,

보이지 않는 마음을 통해 우주정신이자
생명의 원천, 본질이 우주에 있다는 것을
확인하는 꼴입니다.

우주 변화의 본질을 알아채려면
일음一陰, 일양 一陽의 변화에 감득되어 있어야
합니다.

흔히 음과 양으로 세상천지가 이루어졌다고
이야기하고 그렇게 보고 있지만
천지 대우주는 음과 양 그리고 음도 양도 아닌
그 무엇, 항상 이 세 가지의 조합으로 이루어져
있습니다.

음과 양이라는 것은 하나가 둘로 변할 때,
둘이 셋으로 변할 때, 셋이 만물로, 만사로
변할 때 그 변화의 작동 원리와 방법이
일음, 일양으로 변화하며 그 작용이
일어난다는 의미입니다.

세상 천지 만물이 음과 양으로만 존재하다는
것으로 단언하면 오류가 발생하는 것이
대우주의 법칙입니다.

일음, 일양으로 대우주가 수시로 변화하는
것은 마치 사람이 들숨 날숨을 통해
음기운, 양기운으로 변화하며 생명을 유지하듯
대우주 역시 들숨 날숨 하고 있다는 것입니다.
이 음과 양의 변화로 인해 대우주는 삼극의
하늘이 존재하게 되는 것입니다.

무극이 극에 달해 태극이 되고, 태극이 차고
넘쳐 황극이 되어 다시 더 나아갈 곳 없어
소멸하면 다시 무극이 되는, 돌고 도는
대우주의 순환 법칙이 음과 양 들숨 날숨의
율려운동에 의해 항상성을 유지한 채
존재하며 세 하늘이 공존하고 있습니다.

오래전 하늘을 닮고자 수행하던 분들은
이런 하늘의 실체를 파악한 뒤에 후학을 위한
지침과 방향을 남겼습니다.

구체적으로 무극의 본질이자 무극에서
존재하는 수많은 소립자의 실체를 수행자들은
마음을 통해 알아차리게 되었던 것입니다.

그래서 우주 변화는 내 마음을 통해 알아챌 수
있고 상대방 누구와도 말로 소통을 하건
안 하건 통할 수 있다는 얘기이기도 한
것입니다.

그래서 선조들은 마음을 '클 마摩' 또는
'문지를 마摩', '음지 음陰'으로 써왔습니다.

'태양이 나라는 생명체를 빛으로 어루만져
주는구나. 태양의 에너지가 만물을 살리는
큰 기둥이구나. 그 광채에 의해 자연적으로
음지가 생기는구나.'

이는 결국 그림자가 생긴다는 말입니다.
이 그림자를 통해 곧 태양의 실체를
알 수 있는 것입니다.

우리 마음을 통해 무극의 세계를 엿보고
확인할 수 있는 것입니다.
그래서 마음이라 합니다.

그 실체를 들여다보면 무극의 장에 하나 같이
존재하는 소립자는 지극히 안 보이는 것
중에도 제일 작은 소립자로 구성되어
미세하고 정밀한 파장이 일어나고 있는
상태입니다.

수련의 단계로 볼 때에는 피부호흡 이상의
단계에 들어선 후 마음 에너지인 얼을 분리도
하고 합하기도 하는 본격적인 수련을 하는
것입니다.

그만큼 사람의 얼이자 혼을 다루는 수련은
무극의 상태이기 때문에 상상도 못 할 만큼
지극한 적적성성의 경계를 넘어선 후이고,
기공호흡을 통해 극경에 도달해야만
무극 상태의 마음을 통해 우주 무극 공간의
실체를 알아차릴 수 있게 됩니다.

정신 활동으로 비치는 태극의 소립자들은
무극의 소립자보다 굵고 좀 더 큰 폭의 파장이
만들고 있습니다.

창조의 밑바탕이 되어 창조 가능한
우주 질서로 공간을 만들어냅니다.
수련의 단계로 보면 음령, 양령 중에
양령을 활용하여 수련해야 하는 단계입니다.

양령은 원래 스스로가 주로 몸 밖에서
활동하는 성정이기에 마음으로 조절하여
마음먹는 대로 운용할 수 있도록 양령을 통해
넋얼령 사람 생명의 근본 뿌리를 파악하고
그 본질인 성정을 익혀 온전하게 생명체의
안과 밖을 올바로 알게 되는 수련을 합니다.

이는 양령을 통하여 음령의 도리까지
알아채고 영혼의 실상을 감득하는 공부입니다.
이 과정을 거쳐야만 기공이 열리고 천지인
삼합의 진정한 합일점으로 들어가게 됩니다.

이는 곧 음양의 기운을 합일하는 태극의
원리와 같습니다.

정신은 곧 정신의 통일적 작용이
가장 중요합니다. 이는 무극의 우주정신
활동이 태극진리의 정신 활동을 낳고
태극의 창조적 조정 활동은 다시 황극의
창조 공간을 만들어 오늘날 인류가(사람이)
만사, 만물을 재창조하는 제2의 창조주 역할을
하게 합니다.

이렇게 창조의 장인 황극의 에너지
공간에서는 우리 몸의 역할이 무엇보다
중요합니다.

죽어도 사람 생명체의 본질과 극치적
생명력을 터득하려면 반드시 육신의 수행을
제대로 해야만 합니다. 황극 세계에서는
보이는 몸을 중심으로 그 실체를 파악해야
하기 때문입니다.

몸의 실체를 파악하기 위해서는 어느 정도
필수적으로 마음과 정신의 도움을 받아
순리적 활동과 정동의 활동을 통하여
올바로 알아가기 시작해야 합니다.

황극장 세계의 파장은 사람들이 익히 알고
있는 원자, 원소, 공기 등을 말합니다.
그러므로 사실 우리가 얘기하는 지금의
지구촌에서 느끼는 공간인 것입니다.

그래서 수련의 단계로 보면 가장 기본이 되는
몸에 관해 공부하고 몸속의 장부 순환계 등
육신을 이루는 모든 지식과 그 실체는
마음과 정신을 통하여 알아채는 공부가
수련의 기초요 기본이 되는 수련 초공의
단계가 됩니다.

결국 황극 세계를 올바로 체득하려면
황극 세계와 하나 된 우리 몸에 대한
지극한 공부가 필요한 것이고,

태극 세계를 올바로 체득하려면 음과 양의
기운을 하나로 통일시키는 음양 합실의
정신 활동이 중요합니다.

그래서 일지─智부터 양령을 공부해 정신
활동의 실체를 파악하고 태극 세계의 실체를
깨우치는 것입니다.

무극의 세계 또한 삼극 중에 가장 깊은
원천적 에너지이므로 그 파장이 너무 고요한,
소립자 중에서도 미립자로만 이루어져 있어
무극의 장과 소통하려면 고요하고 더 고요한
극경의 경지로 가야만 가능합니다.
말로, 생각으로 갈 수 있는 곳이 아닙니다.

황극과 접하고 태극을 알아챈 후에나
가능한 길로, 이 과정은 진리의 외통수
길입니다.

무극대도 참 진리는 태극 진리에 대한
알아차림 없이는 불가능한 것입니다.

태극 진리는 반드시 음양 합실하여 창조된
우리 몸을 중심으로, 형상화된 몸을 통하여
황극의 세계로 접근하여 그 실체를 파악한
후에 태극 진리의 경계를 넘게 되어 있습니다.

이는 율려 운동을 통해 전신의 음양 합실
기운을 올바로 공부한 후, 정신의 음령과
양령의 활동까지 완전히 자유롭게 분리,
합체할 수 있는 공부를 한 후에나 무극 자리인
마음자리 공부를 비로소 할 수 있다는
얘기입니다.

숨쉬기는 이 모든 과정에서 필수적으로
활용하고 체득해야만 수련의 공부 단계가
승화하고 승단할 수 있게 되는 중요하고
중요한 것입니다.

황극의 소립자와 파장은 무극과 태극의
파장보다 더 굵고 더 큰 파장을 통해
창조 역할을 저절로 하게 되는 공간입니다.

우리 인간의 눈에 보이는 물체의 실체들은
입자의 굵기와 파장이 큰 폭이 돼야만
형태를 이룰 수 있는 조건이 됩니다.

하지만 입자가 작아 보이지 않는 기운, 그리고
기가 운용되는 경락, 더 나아가 정신, 마음에
이르기까지는 입자가 매우 작게 활동하고
창조되기 때문에 사람 눈으로는 알아볼 수도,
느낄 수도 없습니다.
하지만 분명하게 존재합니다.

우리는 정신을 통하여 태극의 장을 알아챌
수가 있습니다. 구체적인 양령을 다스리고
운영하면서 공부하다 보면 누구나 확연히
알게 되는 이치가 있습니다.

마음 또한 작동되는 메커니즘을 이해하고
활용하다 보면 그 원류인 무극의 장에 대한
인식이 뚜렷하게 다가오게 됩니다.

사람들은 이제 겨우 천지 대우주에 대해서
황극 세계의 물질을 중심으로 체험하는
시각과 형이하학 관점으로만 바라보고
해석하고 풀어내고 있을 뿐입니다.

사람들은 흔히 과학이라는 우산 안에
들어가면 실체요, 벗어나면 미신으로 간주하곤
합니다.

하지만 대우주는 분명하게 존재하고 살아서
활동하고 있습니다. 그 존재함을 놓치거나
잊어서는 안 됩니다.

사람을 만물지영장이라고 합니다.
사람은 자연과 똑 닮았습니다.
사람의 삶의 길에 가장 귀한 길은
천지인 삼합의 길로 가야 하는 길입니다.

이런 이야기는 오래전부터 생활 속에서
내려오는 민족 심중의 언어입니다.

하늘 기운이 모여 하늘을 만들어 내듯이
사람도 같은 하늘 기운들이 모여 하늘같이
생긴 인간을 만들어냈습니다.

사람은 이미 천지인 삼합으로 생존하고
있다는 사실을 망각하여 살고 있기 때문에
그 실제 상황을 바로 보라는 의미에서
생겨난 이야기들입니다.

수행하는 과정에서 깨우침의 핵심은 결국
이미 하나 되어 하늘 사람으로 태어남을
알아채는 것입니다. 이런 과정은 곧 천리에
나라는 생명체를 순리적으로 맞추어 가는
수련입니다.

점진적으로 꾸준하게 수련에 임하는
그 행로가 고생스럽긴 하지만,
이 우주에 태어난 이상 스스로가 알아채야
하는 너무나 당연한 삶의 여정 속 과제입니다.

올바른 숨쉬기를 통하여 우주에 대해 올바로
인식하여 인간 세상 사람들이 보다 바르게
자연과 더불어 넉넉하게 함께 사는, 더 나은
현재와 미래의 세계를 위해서
수련과 수행을 필수 공부 과정으로 겪어야
한다는 당면과제라 할 수 있습니다.

무극, 태극, 황극 삼극의 세 하늘이자 대우주는
사람 생명체에 넋얼령이라는 정기신精氣神 역할,
백혼령魄魂靈의 역할을 하여 인체 내에서
대우주와 똑같은 작동을 합니다.

그 뿌리가 스스로, 수시로
대우주와 상통하여 생존해 나가는 것이
인간이자 사람입니다.

도서출판국선도 도서 시리즈

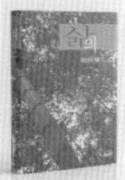

삶의 길
청산선사 저

민족 정통 심신수련법인 국선도의 맥을 밝히고 무운·청운도사로부터 도법을 전수 받은 청산선사의 생생한 수련기와 비전으로 전해지는 도화를 들려주어 삶의 길을 밝히고 있다.
국선도는 청산이 공개한 도법이다.
누구나 청산으로부터 이 도법을 듣고 보고 배우고 닦아 얻으면 되는 것이다.

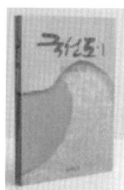

국선도 1
청산선사 저

생명과 생활의 도(道)인 국선도의 개요와 준비운동·정리운동·중기단법 전편, 중기단법 후편 행공을 밝히고 있다.

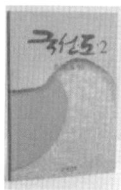

국선도 2
청산선사 저

국선도의 정각도 단계인 중기단법 50동작, 건곤단법 23동작, 원기단법 360동작, 행공법의 원리와 방법, 효과 단리와 인체를 자세히 밝히고 있다.

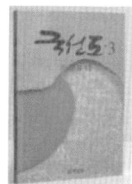

국선도 3
청산선사 저

국선도의 철학, 윤리도덕, 역리, 통기법 단계인 진기단법, 삼합단법, 조리단법의 원리와 천지인 합일의 수련을 통해 보다 높은 차원의 우주관과 인생관을 정립 할 수 있도록 밝히고 있다.

도서출판국선도 도서 시리즈

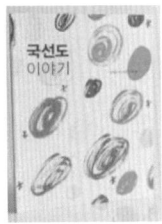

국선도이야기
사단법인국선도법연구회 엮음

수천 년을 이어온 국선의 정신과 정통적 수련법의
깊고 큰 뜻이 읽는 이의 가슴에 그대로 전달되기를
바라며 그 온전한 진심을 담아 국선도법 연구회가
새롭게 엮어내는 어제와 오늘의 이야기
이 책은 국선도를 현대사회에 전수한 청산선사의
가르침, 글, 말씀, 시, 발자취는 메마른 가슴을
적셔주는 단비가 되어 내일을 열어갈 희망의 불씨를
전하여 준다.

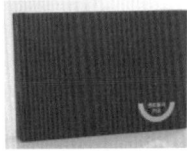

공화들의 미소
사단법인국선도법연구회 엮음

국선도 수련의 올바른 의미와 방법을 전하고,
국선도법의 깊은 이해를 돕는 국선도 수련노트
"空花들의 미소." 참 나를 찾아가는 이에게는 든든한
나침반이자, 길 벗이 되어줄 "空花들의 미소"는
삶의 길을 찾는 수행자들에게 시행착오없이 가장
정확하고 바르게 수련할수있는 지침서이다.

밝문화연구소 도서 시리즈

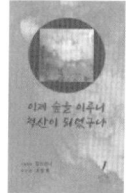

1
이제 숲을 이루니
청산이 되었구나

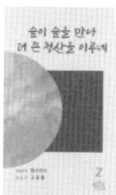

2
숲이 숲을 만나
더 큰 청산을 이루네

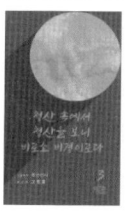

3
청산 속에서 청산을 보니
비로소 비경이로다

청산선사와의 동고동락 체험담부터 37단계 수련과정까지
국선도 밝돌법의 진의와 법도를 느껴 볼 수 있는 책 시리즈

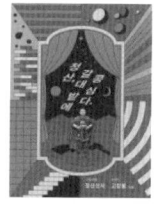

청산, 갈대 밭에 콩 심다

국선도가 현대사회에 소개된 55주년을 맞이하여 현대사를
한편의 전시처럼 바라보며 현대 국선도 밝돌법의 시원인 청
산선사의 넓고 깊은 법수를 느껴볼 수 있는 책

밝문화연구소 도서 시리즈

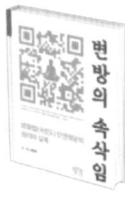 **변방의 속삭임**

청산선사의 밝돌법의 진수를 통찰하는 마음자세로 담아
밝돌법 국선도 단전행공의 원리와 실제를 밝히는 책

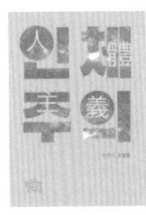 **인체주의**

국선도 밝돌법의 숨결, 철학과 사상을 담은 책

국선도 밝돌법

1967. 3.   청산선사 하산
1970. 3.15(음)   국선도 밝돌법 본원 개원
1971. 2.21   사회단체 정신도법교육회(국선도)등록
1987.10.21   사단법인 국선도법연구회(공익법인) 설립
2019. 3.15(음)   국선도 본원 지리산 더숨캠퍼스로 이전

국선도 밝돌법 본원(本源)은 국선도법의 근원이 되는 수도 정신과
청산선사의 가르침을 보존, 보급, 전수하는 국선도의 원천입니다.

국선도 밝돌법 본원의 사명은 국선도 법통을 수호하고 도법을 전수하며,
더욱 많은 사람들이 국선도 수련을 통해 바른 마음과 바른 자세로
육체와 정신을 단련하여 전인적 인간으로 거듭날 수 있도록 돕고,
우리 지구촌 사회의 건강한 일원으로서 함께 행복한 사회를 만들어
가는 데 일조하는 것입니다.

국선도 밝돌법 본원 / 밝돌법전수원 / 사단법인 국선도법연구회

웹페이지 | kouksundo.world
밝돌미디어 | youtube.com/@Bakdol
모바일 수련앱 <숨> | soom.world
스쿨오브숨 | schoolofsoom.com

국선도 밝돌법 본원 / 밝돌법 전수원 / 스쿨오브숨 / 밝문화연구소
청산문화재단 / 청산커넥트 / 청산뮤지엄 / 숨스테이
경상남도 하동군 옥종면 궁항길 286-108 (지리산 더숨캠퍼스)

사단법인 국선도법연구회 / 밝돌법전수원 안국전수관 / 도서출판국선도
서울특별시 종로구 인사동 14길 33 | TEL 02-764-2361

밝돌법전수원 분당전수관
경기도 성남시 분당구 성남대로 331 번길 3-9 백궁프라자III 508호
TEL 031-711-5670

밝돌법전수원 대구전수관
대구광역시 수성구 상록로 66 | TEL 053-756-0376

밝돌법전수원 영동전수관
충청북도 영동군 영동읍 계산로 35-1 3층 | TEL 043-744-1898

밝돌법전수원 충주전수관
충청북도 충주시 봉현로 239 2층 | TEL 043-854-0411

밝돌법전수원 청주명암센터
충청북도 청주시 상당구 용담동 143-2번지 2층 | TEL 043-223-2356

밝돌법전수원 경주센터
경상북도 경주시 동문로 46 2층 | TEL 0507-1331-1868

공화의 숨결 (상)

초판 1쇄 펴낸날 | 2025년 6월16일
지은이 | 고장홍
펴낸이 | 고장홍
펴낸곳 | 도서출판 밝문화연구소
출판등록 | 1996년 2월 6일 (1996-000017)
주소 | 서울시 종로구 인사동14길 33 3층
전화 | (02) 764-2361
전자우편 | bakdolbooks@gmail.com
홈페이지 | kouksundo.world

Bakdol Books

Address | 33, Insadong 14-gil, Jongno-gu, Seoul, Republic of Korea
Phone | (02) 764-2361
Email | bakdolbooks@gmail.com
Homepage | kouksundo.world

값 45,000원

판권은 도서출판 밝문화연구소 소유입니다.
이 책은 저작권법에 의해 보호받는 저작물이므로
무단 전제와 복제를 금지하며, 이 책 내용의 일부 또는
전부를 이용하려면 반드시 도서출판 밝문화연구소의
서면동의를 받으셔야 합니다.

Copyright© 고장홍 2025 All rights reserved.